AF501176

Des Kystes Dermoïdes de l'Ovaire

ET DE LEUR

DÉGÉNÉRESCENCE MALIGNE

BIBLIOTHÈQUE NATIONALE
R.F.
IMPRIMÉS

PAR

Le Dr A. DEBUCHY

DE L'UNIVERSITÉ DE PARIS
ANCIEN INTERNE DES HOPITAUX DE LILLE
ANCIEN INTERNE DE LA MATERNITÉ SAINTE-ANNE ET DE L'HOPITAL DES ENFANTS SAINT-ANTOINE-DE-PADOUE
LAURÉAT DE LA FACULTÉ LIBRE DE LILLE (1893-94)
ANCIEN PRÉPARATEUR D'ANATOMIE
MEMBRE ADJOINT DE LA SOCIÉTÉ ANATOMO-CLINIQUE DE LILLE

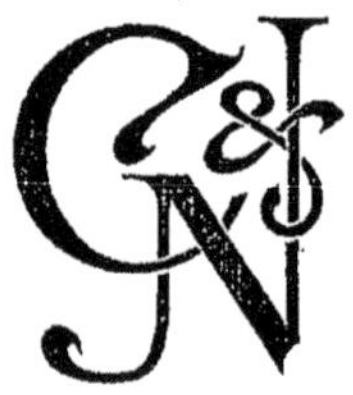

PARIS
GEORGES CARRÉ ET C. NAUD, ÉDITEURS
3, RUE RACINE, 3

—

1899

Des Kystes Dermoïdes de l'Ovaire

ET DE LEUR

DÉGÉNÉRESCENCE MALIGNE

BIBLIOTHÈQUE NATIONALE R.F. IMPRIMÉS

PAR

Le Dr A. DEBUCHY

DE L'UNIVERSITÉ DE PARIS
ANCIEN INTERNE DES HOPITAUX DE LILLE
ANCIEN INTERNE DE LA MATERNITÉ SAINTE-ANNE ET DE L'HOPITAL DES ENFANTS SAINT-ANTOINE-DE-PADOUE
LAURÉAT DE LA FACULTÉ LIBRE DE LILLE (1893-94)
ANCIEN PRÉPARATEUR D'ANATOMIE
MEMBRE ADJOINT DE LA SOCIÉTÉ ANATOMO-CLINIQUE DE LILLE

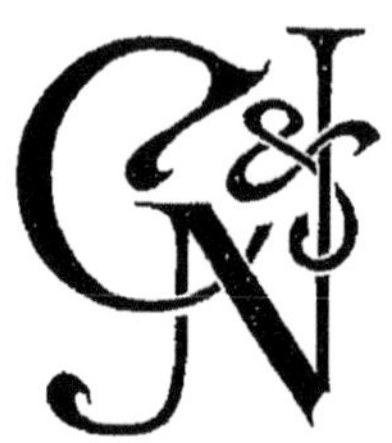

PARIS
GEORGES CARRÉ ET C. NAUD, ÉDITEURS
3, RUE RACINE, 3

1899

A LA MÉMOIRE DE MES GRANDS-PARENTS

A LA MÉMOIRE VÉNÉRÉE DE MON PÈRE

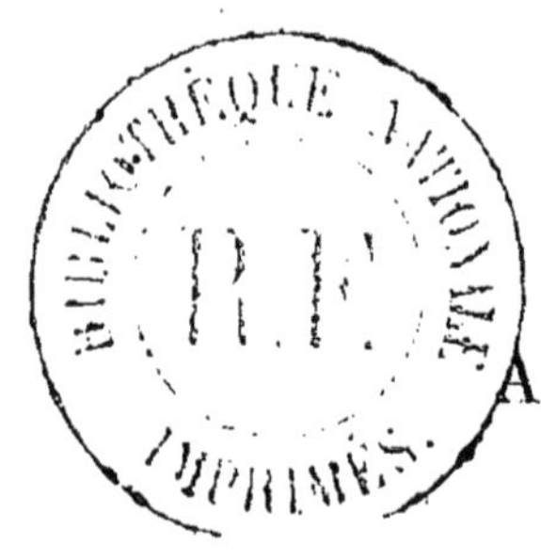

A MA MÈRE BIEN-AIMÉE

Faible témoignage de reconnaissance et d'amour filial

A MES SOEURS. — A MES FRÈRES

A MES ONCLES ET TANTES

A TOUS MES AUTRES PARENTS ET AMIS

A M. LE DOCTEUR AUGIER

PROFESSEUR D'ANATOMIE PATHOLOGIQUE A LA FACULTÉ LIBRE DE MÉDECINE DE LILLE
MÉDECIN DE L'HOPITAL DES ENFANTS SAINT-ANTOINE-DE-PADOUE

A M. LE DOCTEUR DURET

PROFESSEUR DE CLINIQUE CHIRURGICALE A LA FACULTÉ LIBRE DE MÉDECINE DE LILLE
ANCIEN CHIRURGIEN DES HOPITAUX DE PARIS
MEMBRE CORRESPONDANT DE LA SOCIÉTÉ DE CHIRURGIE

A M. LE DOCTEUR EUSTACHE

PROFESSEUR D'OBSTÉTRIQUE A LA FACULTÉ LIBRE DE MÉDECINE DE LILLE

A TOUS MES AUTRES MAITRES

DE LA FACULTÉ DE MÉDECINE DE LILLE

A MON PRÉSIDENT DE THÈSE

M. LE PROFESSEUR Paul BERGER

CHEVALIER DE LA LÉGION D'HONNEUR
MEMBRE DE L'ACADÉMIE DE MÉDECINE
CHIRURGIEN DES HOPITAUX

AVANT-PROPOS

Il est une partie du chapitre si intéressant des tumeurs de l'ovaire qui semble attirer davantage l'attention, qui captive même et étonne facilement l'esprit ; nous voulons parler de celle où l'on parle des kystes dermoïdes et de leurs complications. Durant le cours de nos études, frappé à diverses reprises des bizarreries qui y sont pour ainsi dire semées, nous prîmes intérêt à étudier de plus près ces pages pleines de surprises, et les recherches faites à ce sujet ne firent qu'augmenter notre curiosité, quand un cas de ce genre de tumeurs se présenta dans le service de M. le Pr Duret, dont nous étions alors l'interne. Nous pouvions désormais observer de plus près et d'une façon personnelle le sujet qui nous plaisait. Plus tard, la pensée nous vint de rassembler en un modeste travail, les résultats de nos recherches et de nos réflexions et d'en faire l'objet de notre thèse inaugurale. Déjà beaucoup, avant nous, se sont occupés de ces tumeurs étranges ; leurs idées plus autorisées que les nôtres ont tour à tour occupé les esprits médicaux, avides d'éclaircir les mystères, peut-être sans leur donner une satisfaction complète. Aussi ne penserons-nous pas, un seul instant, faire mieux et parvenir à marcher plus à l'aise dans ce dédale scientifique. Un simple essai de mise au point de la question, en nous appuyant sur les découvertes les plus récentes, tel sera notre but, et nous nous estimerons très heureux si nous obtenons ce seul résultat.

Notre plan sera le suivant :

Dans un premier chapitre, nous donnerons de courtes considérations sur les kystes dermoïdes de l'ovaire en général et nous parlerons de la distinction à faire entre les kystes dermoïdes extra-génitaux et les kystes dermoïdes génitaux.

Dans un second chapitre, nous étudierons l'évolution clinique habituelle des kystes dermoïdes de l'ovaire.

Les dégénérescences qu'ils subissent parfois feront l'objet du troisième chapitre.

Enfin nous verrons la marche, la durée et la terminaison habituelles de ces tumeurs dégénérées. Nos conclusions et un index bibliographique termineront notre travail.

Avant d'entamer notre sujet, nous adressons bien volontiers l'expression de notre reconnaissance à tous nos maîtres de la Faculté de Lille, particulièrement à ceux qui ont veillé à notre éducation médicale, durant notre long séjour dans les hôpitaux, et nous ont initié aux secrets de la clinique, au chevet du malade. Merci à MM. les P[rs] Duret, Desplats, Derville, qui nous ont donné pendant notre internat tant de marques de leur affectueux intérêt. Nous adresserons un hommage ému à M. le Pr Augier, qui nous a guidé avec tant de bonté, et une si haute compétence dans la pratique des maladies de l'enfance ; c'est à ses côtés que nous avons puisé le meilleur de nos connaissances en clinique infantile ; c'est encore lui qui nous a facilité le travail de cette thèse, entreprise sous ses conseils.

Nous n'oublierons pas M. le Pr Eustache, qui nous a familiarisé avec les nombreux cas de dystocie obstétricale et nous conserverons un souvenir reconnaissant de la confiance qu'il nous a témoignée pendant les six mois que nous avons été son interne dans le service d'accouchements de la Maternité Sainte-Anne.

Merci aussi à MM. les P[rs] Faucon et Delassus, aux cours pratiques desquels nous devons les notions de médecine opératoire et de gynécologie que nous possédons. Nous nous félicitons d'avoir suivi longtemps leurs dispensaires où, tandis que les malades trouvaient des soins éclairés et toujours un soulagement, nous recueillions avec soin les conseils pratiques qu'ils nous donnaient si aimablement et sans se lasser.

Nous remercions aussi tous ceux qui furent nos maîtres à Paris durant la dernière année de nos études et nous évoquerons longtemps avec plaisir la clarté et la science de leurs cliniques, et l'intérêt si grand de leurs consultations.

Enfin, nous sommes heureux de dire ici toute notre reconnaissance à notre vieil ami le Dr Aubert, à notre camarade de salle de garde à la Charité, Fernand Leclercq, et à notre sympathique collaborateur Adrien Hanotaux, pour leurs traductions fidèles qui nous ont permis d'utiliser des documents originaux et bien précieux.

Nous apprécions hautement le grand honneur que nous a fait M. le Pr Paul Berger en voulant bien accepter la présidence de notre thèse, et nous le prions de recevoir l'expression de notre respectueuse gratitude.

CHAPITRE PREMIER

Considérations courtes sur les kystes dermoïdes en général.

Distinction entre les kystes dermoïdes génitaux et les kystes dermoïdes extra-génitaux.

Les productions kystiques dont les parois possèdent la structure du tégument externe et que l'on a appelées de ce fait, kystes dermoïdes, ont été observées en maints endroits .du corps. Particulièrement fréquents à la queue du sourcil, et au niveau du cou, ces kystes se rencontrent encore dans le naso-pharynx, à la base du crâne, à l'oreille, dans le thorax, dans la cavité abdominale, sur les organes génitaux.

Leur pathogénie, qui paraît varier suivant la région où on les trouve, présente ce fait capital et commun à la plupart d'entre eux, c'est qu'ils empruntent leurs éléments constitutifs à des organes ou reliquats d'organes situés dans leur voisinage immédiat. Aussi Verneuil expliquait-il, dès 1855, la formation des kystes de la queue du sourcil et de l'oreille par un simple enclavement cutané et, généralisant cette idée, trouvait-on, dans la suite, que ces kystes de la base du crâne et du naso-pharynx sont en rapport étroit avec le développement de la cavité buccale, ou avec l'involution de l'hypophyse, que ceux développés au niveau du cou résultent de l'occlusion anormale des sillons branchiaux. On rattachait de même les kystes du thorax aux formations épithéliales dépendant du thymus et du corps thyroïde et les dermoïdes de l'abdomen trouvaient une explication dans l'enclavement embryonnaire d'une membrane épithéliale le parovarium pour les kystes du ligament large, le corps de Wolff pour les kystes lombaires.

Ce caractère fondamental ne paraît pas se retrouver dans les kystes dermoïdes des organes génitaux, dits aussi Teratomes des glandes sexuelles, qui présentent d'ailleurs d'autres particularités distinctives, nécessitant, aux yeux de certains auteurs, une séparation complète d'avec les premiers.

En effet, tandis que les kystes extra-génitaux ont une structure simple et ne renferment que des produits de l'ectoderme, les kystes génitaux possèdent à leur intérieur des tissus complexes dérivés des trois feuillets blastodermiques ; tandis que les premiers ont un siège des plus variables, pouvant être rencontrés dans tous les points du corps, non loin de la peau, les seconds ne se montrent qu'au niveau ou dans le voisinage immédiat de la glande sexuelle femelle.

Les kystes dermoïdes simples que l'on pourrait nommer *monodermiques* se présentent sous forme de kystes uniloculaires le plus souvent, de petit volume. Leur contenu variable, est tantôt de la matière sébacée, tantôt un liquide séreux, parfois huileux ; dans certains cas, le liquide est limpide comme de l'eau de roche, dans d'autres observations le contenu a subi une calcification complète.

La paroi de ces kystes est surtout intéressante. Ne dépassant pas six millimètres d'épaisseur, elle nous présente plusieurs couches distinctes, qui sont, en allant de l'extérieur vers l'intérieur du kyste, une coque fibreuse résistante, un pannicule adipeux plus ou moins développé, un derme analogue à celui de la peau et une couche épidermique subissant l'évolution cornée. Cette couche épidermique ne diffère de celle de la peau que par la petitesse relative de ses éléments cellulaires et par le peu d'épaisseur des couches à eléïdine.

L'épiderme et le derme sont séparés l'un de l'autre par une membrane basale rectiligne ou parfois faiblement ondulée ; on n'y trouve pas de papilles, ou s'il en existe, c'est en général une ou deux grossess papilles recouvertes d'une touffe de poils. Cette absence de papilles multiples, cette membrane basale rectiligne ne constituent pas une différence avec le revêtement cutané, car il existe de nombreuses parties de notre organisme où la membrane basale est planiforme (Renaut).

La surface interne est lisse ou mamelonnée; elle rappelle assez l'aspect d'une muqueuse ou d'une peau macérée. Comme toute paroi cutanée, les kystes dermoïdes nous présentent des follicules pileux, le plus souvent supportés par une grosse papille unique, des glandes sébacées habituellement nombreuses et des glandes sudoripares plus rares; les fonctions de ces organes périphériques, qui dans le corps normal sont très actives, ne paraissent pas ici bien développées; la vie y est très ralentie et les remplacements cellulaires dont ils sont le siège sont peu rapides et peu fréquents. Dès lors la petitesse ordinaire du volume de ces tumeurs n'a rien qui puisse nous étonner.

Tout autres se présentent les kystes dermoïdes des organes génitaux, dont le volume est toujours plus considérable et qui, par la bizarrerie de leur contenu, la variété et la complexité des organes qu'ils renferment, se classent dans une catégorie à part, dans le groupe des productions dermoïdes *tridermiques*. On trouve en effet dans leur cavité des formations indiquant une différenciation plus grande, un développement plus parfait, par exemple des dents, des ongles, des os, du cartilage ou des parties mieux constituées et déja reconnaissables.

Des fibres musculaires lisses en faisceaux, plus souvent des fibres striées, s'y voient mêlées à du tissu nerveux.

L'association de ces derniers tissus réalise des apparences d'organes. Kœberlé a vu une langue rudimentaire avec une muqueuse et des glandes; Baumgarten, Marchand un fragment d'œil avec une apparence de rétine. Enfin on a trouvé jusqu'à des parties fœtales nettement reconnaissables (Key, Cruveilhier Répin).

Pour en donner un aperçu succint et complet, nous ne croyons pouvoir mieux faire, qu'en nous aidant des descriptions si précises fournies récemment par le Pr Wilms de Leipzig, qui s'est occupé particulièrement de cette question. Les idées de cet auteur allemand, en accentuant plus fortement la différence pressentie depuis longtemps entre ces tumeurs dermoïdes extra-génitales et les kystes dermoïdes de l'ovaire ou du testicule, ne pourront que jeter plus de clarté sur ce point encore obscur de l'histoire des tumeurs.

Pour Wilms, si la confusion fut longtemps commise et si l'idée que l'on doit se faire des dermoïdes de l'ovaire a été très lente à germer, c'est que les observateurs se sont perdus constamment dans l'examen unique de la peau, négligeant l'étude du reste de la formation. De la sorte, ils ne découvrirent pas qu'à côté des productions cutanées qu'ils étudiaient avec soin se cachait toute une suite de tissus complexes, et leur méthode d'investigation, qui consistait à ne prélever qu'un petit morceau de la paroi ou d'une saillie papillaire, fut la cause unique et bien compréhensible de leur erreur.

Cette insuffisance d'examen leur fit affirmer l'existence de kyste cutané pur dans l'ovaire, alors qu'une observation attentive ne permet pas d'en trouver.

La même façon, peu méthodique, de se procurer les coupes donna lieu aux innombrables descriptions de kystes dermoïdes complexes et de Tératomes dans lesquels on trouvait en plus de la peau, des dents, des os, des cartilages sans qu'on pût réussir à reconstituer un organe bien défini, avec les éléments rencontrés ; il manquait l'ordonnance de l'ensemble. L'hésitation devint plus grande encore, quand on découvrit à l'intérieur des cavités dermoïdes la présence d'un système nerveux, d'intestin, de membres bien reconnaissables ; on pensa alors à des productions fœtales, et l'on songea à la possibilité d'une parthénogénèse pour les expliquer. Il était pourtant bien simple, en établissant nettement les propriétés individuelles de ces tumeurs, de reconnaître qu'en somme toutes ces formations étaient connexes et ne différaient entre elles que sous le rapport de leur développement plus ou moins avancé. Les coupes pratiquées en séries pouvaient, il est vrai, seules, faire aboutir à ce résultat. C'est ce que le professeur de Leipzig a fort bien compris et mis en pratique ; aussi, au prix d'un travail un peu long, est-il arrivé à mettre un peu d'ordre dans ce chaos de tissus et d'organes, à montrer qu'ils dérivaient des trois feuillets blastodermiques embryonnaires, de l'ectoderme, du mésoderme et de l'entoderme, et que leur ensemble constituait un organisme embryonnaire avorté, auquel il a donné le nom d'*Embryome ovarien*.

Il résulterait donc que le kyste dermoïde de l'ovaire ne serait autre chose qu'une embryon rudimentaire enkysté, et que l'on aurait obtenu ainsi la démonstration rigoureuse de l'exactitude des idées défendues si énergiquement par Mathias Duval et par Répin. Comme notre intention est de nous occuper particulièrement des kystes dermoïdes de l'ovaire, nous résumerons pour en donner une idée exacte, les travaux de Wilms à ce sujet. Notre étude, appuyée sur l'autorité et la compétence du maître allemand, aura ainsi plus de valeur et présentera plus d'intérêt.

Tous les kystes dermoïdes ovariens proviennent manifestement du tissu de la glande ; le plus souvent ce qui reste de l'ovaire se trouve dans la paroi kystique à la naissance des ligaments et des vaisseaux qui vont de la trompe vers la tumeur. Rarement l'ovaire paraît indépendant, mais alors la présence d'un pédicule dénonce l'origine ovarienne du kyste. Les observations de kyste détaché et libre dans la cavité abdominale se rapportent certainement à des cas où le pédicule s'était rompu par torsion ou étirement.

Les kystes dermoïdes de l'ovaire croissent d'ordinaire librement dans la cavité péritonéale, repoussant les intestins en haut, mais ils peuvent aussi se développer entre les feuillets du ligament large, et avoir ainsi une allure clinique toute différente. La formation de ces tumeurs, qui sont en somme de véritables néoplasmes, détermine le plus souvent la production de nombreux kystes dans la portion restante de l'ovaire. Ces kystes agglomérés, accolés l'un à l'autre, peuvent communiquer entre eux par résorption de leurs lignes de séparation, ce qui complique singulièrement l'ensemble de la néoformation.

Si l'on ouvre un kyste dermoïde de l'ovaire, il s'écoule une bouillie plus ou moins consistante de matière sébacée, mêlée à des cheveux et présentant une coloration jaunâtre ou blanchâtre. La teinte brunâtre qu'on y rencontre parfois provient d'hémorragies ultérieures par torsion du pédicule ou traumatismes.

Au microscope, on aperçoit dans la pâte des débris de cellules, des globules graisseux et fréquemment des tablettes de cholestérine. La structure des cheveux est normale, leur longueur varie de quelques centimètres à un mètre, leur quantité est très variable ; ils sont souvent rassemblés en une pelote, difficile à dérouler. La coloration de ces cheveux varie du blond clair au noir le plus foncé et l'on ne peut établir de relation avec la teinte de la chevelure de la malade. La surface interne du kyste, mise en évidence par un lavage soigné à l'eau chaude, présente presque toujours une papille saillante, point de repère important pour l'orientation dans l'examen du kyste. A côté d'elle se voit une partie cutanée, reconnaissable à l'œil nu, qui s'étend en une simple bande et est loin de recouvrir, comme on le supposait d'abord, toute la paroi interne de la tumeur.

Le reste de la surface est glabre, ou recouvert d'une couche de tissu granuleux, qui représente le produit de réaction de la capsule conjonctive, vis-à-vis des cheveux et des produits sébacés, agissant comme corps étrangers. La couche granuleuse se compose de cellules géantes, de tissu conjonctif jeune, renfermant de petits foyers hémorragiques et des cristaux de cholestérine. Il n'est pas rare que cette zone qui peut devenir assez importante pour en imposer pour une membrane, ayant son individualité propre, présente à son intérieur des plaques calcaires qui blindent pour ainsi dire la capsule du kyste. De plus les formations kystiques secondaires, qui se forment à la surface de l'ovaire, s'accolent fréquemment au kyste dermoïde et lui donnent une physionomie spéciale.

La papille dont nous avons déjà parlé n'est pas un simple bourrelet cutané, mais une production néoplasique d'une structure très complexe. Son étude acquiert ici une importance considérable, car elle révèle l'existence de l'embryon rudimentaire jusque-là méconnue. Aussi nous semble-t-il utile de nous y arrêter un peu.

Sur une coupe verticale, la papille se montre nettement recouverte de peau de tous côtés, excepté à son extrémité libre, la formation épidermique est très épaisse à la partie supérieure, et renferme à ce niveau des glandes sébacées abondantes et des produits capillaires, pourvus de moelle, qui pénètrent dans le tissu graisseux sous-cutané ; sous elle se voit une couche de tissu élastique contenant un os aplati, et l'on reconnaît facilement dans l'ensemble le cuir chevelu, et les parties osseuses d'une tête rudimentaire. La preuve en est d'ailleurs fournie par l'examen minutieux du tissu élastique qui renferme à son intérieur une masse de tissu nerveux, cérébral, où l'on a peine cependant à distinguer la substance grise de la substance blanche.

La névroglie, au contraire, semble très abondante et paraît même avoir empêché par son abondance le développement plus complet des cellules et des faisceaux nerveux. On arrive même à distinguer un canal médullaire, recouvert d'épithélium cylindrique, analogue à la formation épendymaire. Une constatation curieuse aussi est celle que l'on peut faire de la présence fréquente de corps amyloïdes réunis en groupes et analogues à ceux que l'on trouve dans les vieux cerveaux.

Sous la portion antérieure de la masse cérébrale se voit un conduit, tapissé d'un épithélium à cils vibratiles, pareil à celui qui garnit normalement les voies respiratoires. Ce conduit qui représente, à n'en pas douter, la trachée, est entouré de glandes muqueuses et d'un tissu musculaire lisse assez abondant.

A la pointe de la papille, le canal cilié s'ouvre librement. Dans la cavité du kyste dermoïde, l'épithélium cilié finit brusquement là et est remplacé par l'épithélium plat, que l'on trouve dans la région buccale. Nous avons donc à ce niveau la bouche de l'embryon avorté.

On voit donc que la papille présente très hautement différenciés les produits émanant des trois feuillets du blastoderme et que le terme de *tumeur tridermique* qu'on lui donne parfois est tout à fait mérité. Bien plus, le groupement de la masse totale, la disposition réciproque des différents organes, permet de retrouver dans cette formation papillaire si simple une grande analogie avec une formation fœtale totale.

Nous pouvons donc, par conséquent, nous représenter la papille, non comme un bourgeon cutané, mais comme une *formation embryonnaire rudimentaire,* résultat du développement d'une assise germinative à trois feuillets dans un kyste à parois inextensibles.

Les seuls tissus qui se développent les premiers peuvent mener à bonne fin leur évolution, tandis que le reste demeure étouffé à l'intérieur du germe. On comprend dès lors aisément que l'ectoderme et l'extrémité céphalique arrivent aux derniers stades du développement, tandis qu'on ne trouve que des rudiments informes de l'entoderme et l'on peut se figurer toutes les variétés que pourront présenter les tumeurs tératoïdes, en faisant varier l'influence des deux facteurs qui régissent leur croissance, d'une part la capsule du kyste plus ou moins extensible et d'autre part la vitalité des tissus embryonnaires. Plus la pression sera grande à l'intérieur du kyste, moins l'embryon sera développé et moins l'harmonie règnera dans la situation respective de ses organes. Si, au contraire, la paroi du kyste se laisse facilement distendre, les feuillets germinatifs pourront librement s'accroître et aboutir à la formation d'organes perfectionnés.

On rencontrera dès lors des embryons minuscules dans de petites tumeurs à parois épaissies et on trouvera de véritables tumeurs fœtales de la grosseur d'une tête d'enfant dans des kystes dermoïdes plus volumineux, à poche plus élastique.

C'est ainsi que l'on a pu rencontrer des boîtes crâniennes complètes, des maxillaires garnies de dents, des glandes sous-maxillaires, la glande thyroïde, la trachée, les yeux, le cerveau, des membres même, dans un état extraordinaire de développement, dont la photographie seule peut donner une idée exacte.

La prédominance du développement cérébral ne saurait nous étonner puisqu'elle est la conséquence naturelle de la formation embryonnaire. Étant donné que le feuillet germinatif ectodermique se différencie le premier et que le processus de croissance de la plaque germinative débute par la formation du sillon médullaire et du canal médullaire il est naturel que ces assises primordiales se rencontrent le plus souvent dans les embryons avortés des kystes dermoïdes de l'ovaire.

Il fut une époque pourtant où l'on trouvait rarement du tissu nerveux dans l'intérieur des kystes dermoïdes de l'ovaire ; des observateurs de marque tels que Cruveilhier, Virchow, Axel Key, Velitz, Baumgarten en signalaient seuls la présence dans des tumeurs volumineuses. C'était le temps des recherches insuffisantes où l'on n'était pas encore assez familiarisé avec les recherches microscopiques difficiles.

Une attention plus grande permettra désormais de reconnaître le tissu de névroglie uniforme très serré dans lequel les cellules ganglionnaires et les fibres nerveuses sont parcimonieusement dispersées. A la périphérie du cerveau on trouvera des fibres nerveuses à myéline et l'on pourra, sur de grosses tumeurs, délimiter la substance grise de la blanche, distinguer la disposition rayonnée des faisceaux nerveux, rappelant la couronne de Reil, et apercevoir même de petits sillons, délimitant quelques circonvolutions.

La partie antérieure de l'axe nerveux est d'étude relativement facile, mais il est impossible de se rendre compte du développement de la moelle dorsale proprement dite, à peine a-t-on pu rencontrer une ébauche cartilagineuse en forme d'anneau rappelant probablement la formation d'une vertèbre.

La recherche de la masse centrale est d'ailleurs facilitée par la présence des corps amyloïdes déjà signalés, qui sont autant d'indices de l'existence d'assises nerveuses.

A côté de la haute différenciation de la capsule cérébrale nous citerons le développement fréquent de la boîte crânienne, les trouvailles faites d'un rocher normal, de maxillaires supérieurs garnis de dents et d'autres productions osseuses, que les rayons X ont permis de découvrir. La fréquence des productions dentaires doit être signalée ici ; on en a trouvé parfois un nombre considérable, jusqu'à 200, et cette multiplicité a beaucoup étonné et ouvert largement le champ des discussions. Nous n'essaierons pas d'en fournir une explication, mais nous remarquerons, en passant, que les embryons ovariens étant de véritables tumeurs, leurs parties constituantes peuvent se développer sans limites à la manière des tissus néoplasiques. Signalons aussi le siège des maxillaires, à la portion la plus antérieure de la papille, c'est-à-dire à l'endroit le plus favorable pour un développement sans obstacle.

L'existence prouvée de glandes salivaires indique en plus la possibilité de l'évolution libre des feuillets à ce pôle de l'embryon rudimentaire.

Le mésoderme est largement représenté, à l'état d'appareils de soutien, par les différents types de tissu conjonctif, fibrillaire, réticulaire, élastique, myxomateux et graisseux, dans la portion céphalique de la papille.

Du reste, quand on songe aux descriptions données par des auteurs consciencieux (Cruveilhier, Axel Key, Répin), de membres entiers, véritables miniatures des formes normales, rencontrés dans des kystes dermoïdes complexes, de portions d'intestins trouvées dans les mêmes formations, on voit que toutes les parties de l'embryon peuvent atteindre un très haut degré de développement, et que tous les tissus s'y trouvent représentés.

Il semble donc bien prouvé que ce que l'on appelait autrefois kystes dermoïdes de l'ovaire sont des produits analogues à des embryons et qu'une distinction s'impose désormais.

Toutefois, dans les embryons rudimentaires ainsi constitués, les différents feuillets sont très inégalement développés : ce sont les tissus ectodermiques qui prédominent de beaucoup sur les autres. Au point de vue topographique, c'est la région céphalique qui, à elle seule, constitue la presque totalité de la tumeur. Ces deux caractères, tirés de la prédominance excessive des tissus du premier feuillet germinatif et du développement de la région céphalique, s'expliquent fort bien, si l'on tient compte que, chronologiquement apparus les premiers, ces organes sont moins gênés que les formations apparues plus tard, quand la place se fait moins abondante.

Notons aussi l'absence de cœur, de foie et de rein, ce qui implique la suppléance de l'organisme maternel, dans les fonctions si importantes de l'excrétion et de nutrition des tissus. L'embryon avorté devient donc un véritable parasite pour la mère, et Wilms l'avait-il appelé avec raison *parasite rudimentaire* de l'ovaire.

Cette compréhension nouvelle des kystes dermoïdes de l'ovaire

[library stamp]

nous paraît ingénieuse, satisfaisante même pour l'esprit, et, basée comme elle l'est sur des recherches d'une grande valeur scientifique, elle mérite qu'on s'y arrête et qu'on l'étudie davantage. Des recherches ultérieures, faites en s'entourant de toutes les garanties en montreront toute la valeur.

En terminant ce premier chapitre, nous indiquerons au sujet de la pathogénie de ces tumeurs tridermiques que les connaissances nouvelles, récemment acquises sur leur structure, semblent devoir limiter le nombre si considérable des théories qui prétendaient expliquer leur formation. Aujourd'hui leur origine congénitale ne fait plus doute pour personne. Leur présence ayant été constatée chez l'enfant, il serait malaisé d'en faire le produit d'une grossesse extra-utérine. Les anciennes théories de la diplogenèse par inclusion fœtale d'Is. G. Saint-Hilaire, de l'hétérotopie plastique, imaginée par Lebert, ne peuvent fournir d'explication plausible. L'ancienne opinion de Virchow et de Conheim qui faisaient dériver les kystes dermoïdes de cellules indifférentes, endormies et se réveillant tout à coup, ne peut nous contenter davantage et il semble que la théorie plus récente de la cellule nodale de Bard, ne doit nous intéresser longuement, tant est hypothétique l'idée de faire de tout kyste dermoïde un dérivé de l'une des cellules ancestrales de l'ectoblaste. La théorie de l'enclavement de Verneuil, modifiée par Lannelongue, paraît certes plus rationnelle et nous comprenons qu'elle ait rallié les suffrages de la plupart des auteurs. On peut admettre en effet que des éléments divers, déplacés, qui dans l'embryon normal sont aptes à produire, par différenciations successives, des dents, des os, de la substance nerveuse... etc., etc., pourront dans la production anormale rencontrer des conditions particulières, évoluer en tissus variés et aboutir au développement d'un kyste dermoïde de l'ovaire, renfermant des produits complexes.

Il nous semble pourtant que la théorie de l'origine parthénogénétique, pressentie par Waldeyer et défendue par Mathias Duval et par Répin concorde davantage avec les observations nouvelles. D'ailleurs ces tumeurs tridermiques étant particulières aux organes génitaux, il est évident que l'élément sexuel doit jouer dans leur genèse un rôle capital. Comme, de plus, il ne saurait être question, dans de nombreux cas, de faire intervenir la fécondation, nous devons admettre un processus qui, sans fécondation préalable. donne naissance à un être nouveau ; or, c'est là la définition même de ce que l'on décrit sous le nom de parthénogenèse. Le fait de la segmentation d'un tissu sans fécondation, qui paraît à première vue très surprenant, n'est pas une pure conception de l'esprit ; il existe réellement dans l'espèce humaine et a été signalé chez la femme en 1864 par Morel, de Strasbourg ; dans la suite, Steinlin a observé dans des ovules non fécondés des stades plus avancés du développement.

Mathias Duval a de même constaté la segmentation dans l'œuf de poule, sans fécondation et la production des deux feuillets primitifs ; d'autres auteurs l'ont reconnu chez les poissons et les mammifères. La segmentation de l'ovule, sans l'intervention de l'élément mâle, peut donc donner lieu à la formation de cellules embryonnaires et produire des feuillets blastodermiques. Dès lors l'explication des kystes dermoïdes devient facile ; il suffit d'admettre une différenciation plus complète des trois feuillets, pour aboutir à la formation du véritable monstre qu'est l'*embryome ovarien*.

CHAPITRE II

Évolution clinique habituelle des kystes dermoïdes de l'ovaire.

Les kystes dermoïdes de l'ovaire, bien que plus fréquents dans la période d'activité sexuelle, ont été observés à tout âge, chez des enfants comme dans la vieillesse. Ils peuvent siéger indifféremment sur l'un ou l'autre ovaire. Suivant Meckel, Lebert, ils seraient trois fois plus nombreux à droite qu'à gauche, alors que les kystes séreux occuperaient plus souvent le côté gauche, sans qu'on puisse fournir de ce fait une explication plausible. On les a signalés d'ailleurs des deux côtés à la fois.

Leur *forme* n'a rien de spécial. A la période de début, la tumeur est arrondie uniformément, très rarement bosselée ; après un certain développement, elle peut présenter des dépressions, des inégalités, dues le plus souvent à la formation secondaire de plusieurs kystes séreux qui s'accolent à sa paroi.

Le *volume* des kystes dermoïdes de l'ovaire est des plus variables. Plusieurs d'entre eux se développent à peine et leur constatation est une trouvaille d'autopsie ; d'autres au contraire grossissent peu à peu, sortent de l'excavation en repoussant devant eux les organes contenus dans le grand et le petit bassin et arrivent à faire saillie, au niveau de la paroi abdominale antérieure (signe de Küster). Le plus souvent ils ne dépassent pas le volume d'une tête de fœtus à terme.

Au point de vue de l'examen clinique, les kystes dermoïdes de l'ovaire n'offrent guère de *symptômes* spéciaux qui permettent de les reconnaître des autres tumeurs kystiques du même organe. Ils en ont les mêmes signes fonctionnels et physiques sur lesquels nous ne croyons pas devoir insister, tant ils sont connus. Aussi se trouve-t-on parfois bien embarrassé pour poser un diagnostic différentiel ferme. Pour y arriver, quelques auteurs ont conseillé de faire une ponction, moyen inutile et peut-être dangereux, rejeté par Segond ; d'autres ont augmenté la valeur de certains symptômes : ainsi, Spencer Wells attache une grande importance à la constatation de la fluctuation en des points de la tumeur et de la solidité dans d'autres parties voisines. Lawson Tait prend pour signe principal le phénomène douleur, qui se montre toujours dans les kystes dermoïdes. Lesourd a signalé un syndrome, dont l'existence doit faire penser à une tumeur dermoïde et qui consiste dans la réunion des symptômes suivants : petitesse du kyste, évolution lente, douleurs vives. On a parlé aussi d'une crépitation particulière, sorte de cri de neige, qui se produirait lors d'une palpation un peu forte et qui serait due à l'écrasement sous la main du contenu du kyste. Sans vouloir exagérer leur valeur, nous croyons que les derniers signes, le syndrome en particulier, peuvent aider le clinicien et qu'il est bon de les rechercher avec soin. N'oublions pas non plus l'utilité d'un examen radioscopique, aux rayons de Roentgen qui, en révélant la présence de dents et de productions osseuses à l'intérieur de la tumeur, pourra parfois singulièrement éclairer un diagnostic hésitant.

L'évolution habituelle des kystes dermoïdes de l'ovaire offre trois alternatives différentes, pouvant être résumées ainsi : ou bien, le kyste ayant une vie propre très ralentie se développe à peine et demeure inaperçu, ou bien il s'accroît lentement, rarement tout d'un coup, et atteint bientôt des dimensions qui occasionnent des accidents révélant son existence ; en bien peu de circonstances, la tumeur après avoir éveillé l'attention subit des phénomènes régressifs.

Dès lors, ne semble-t-il pas? passer en revue les accidents que présentent les kystes sera la meilleure façon d'étudier leurs allures cliniques et d'arriver à connaître leur histoire.

Accidents que peuvent présenter les kystes dermoïdes de l'ovaire.

Inflammation. — A la suite d'une ponction exploratrice ou curative, d'un traumatisme quelconque, la paroi du kyste peut s'enflammer; il s'agit alors, le plus souvent, d'un simple travail de réaction éliminatrice qui se développe aux points où les tissus présentent une diminution dans leur vitalité. Cette inflammation peut se limiter et aboutir à l'établissement d'adhérences pariétales, épiploïques ou viscérales. Parfois cependant elle se termine par la suppuration du kyste et mène à toutes ses graves conséquences.

On a cité aussi comme pouvant déterminer la suppuration dans les kystes dermoïdes l'infection d'un organe voisin de ces tumeurs. L'observation de Témoin de Bourges en est un bel exemple qui montre bien que chez les accouchées, atteintes d'infection puerpérale, les kystes dermoïdes, restés inaperçus jusque-là, peuvent se révéler tout à coup par l'explosion d'accidents redoutables et très aigus.

On assiste alors à des accès réguliers de fièvre intense, avec frissons et sueurs accompagnés de douleur locale vive, qui éclairent le diagnostic et réclament une intervention large et hâtive. Le kyste peut être aussi le siège d'hémorragies nombreuses, particulièrement quand il subit la dégénérescence néoplasique, mais par suite de l'inextensibilité de la capsule du kyste, elles ne peuvent avoir l'importance qu'elles acquièrent parfois dans les kystes ovariques mucoïdes.

La **rupture** des kystes peut être provoquée par des chutes, des traumatismes variés, des efforts ; on l'a vu se produire dans la période d'expulsion du travail à la suite de contractions énergiques. La simple palpation des tumeurs à parois très minces occasionne parfois le même résultat et dans le cas que nous avons observé il est vraiment surprenant que le kyste dermoïde ne se soit pas déchiré, sous les palpers multiples des examens cliniques. Ainsi qu'il est noté dans l'observation, du reste, la paroi était réduite par place à une minceur telle que le contenu du kyste filtrait facilement à travers et que toutes les précautions du chirurgien ne purent empêcher de la rompre pendant le temps de l'extirpation.

En d'autres circonstances, la perforation semble spontanée et succède aux lésions inflammatoires ou suppuratives du kyste, soit au ramollissement de ses parois.

En cas de rupture, le contenu du kyste s'épanche soit dans la cavité péritonéale, soit dans la cavité d'un viscère (intestin le plus souvent), soit même en travers de la paroi abdominale. Il est clair que les deux dernières éventualités ne peuvent se présenter que si des adhérences antérieures se sont établies entre le kyste et l'organe dans lequel le contenu est déversé. Dans la *Revue mensuelle de Médecine et de Chirurgie* de 1877, Terrier a bien étudié et mis très en lumière cet intéressant point de physiologie pathologique.

La rupture intrapéritonéale se produit parfois brusquement, d'autres fois elle est précédée de douleurs vagues. Au moment précis de la rupture on note presque toujours une douleur vive, violente, localisée avec des irradiations diverses, ou généralisée à tout l'abdomen. Au point de vue clinique, la disparition brusque de la tumeur, le changement de forme du ventre, la présence d'une collection libre dans sa cavité, que la main doit déplacer pour arriver sur le restant du kyste, sont autant de signes pathognomoniques qui renseignent alors sur l'accident qui vient de se produire.

Les phénomènes qui se passent ensuite sont de deux ordres : tantôt après ces douleurs violentes apparaissent tous les signes d'une péritonite aiguë et rapidement mortelle ; tantôt tous les symptômes disparaissent, la douleur se calme, le liquide épanché se résorbe et s'élimine, tandis que l'on assiste à des crises de sueurs, de salivation intense et d'évacuations alvines abondantes. C'est là une terminaison heureuse qu'il ne faudrait pas trop escompter lors des premiers accidents.

La rupture extra-péritonéale est d'ordinaire précédée d'une période de douleurs qui s'expliquent dans la formation des adhérences et dans l'ulcération des parties contiguës. Une douleur forte, accompagnée d'une sensation de rupture, caractérise l'instant où se produit la perforation.

Si la déchirure est en rapport avec l'intestin, des selles abondantes se produisent dans lesquelles on peut reconnaître le contenu du kyste. Si l'ouverture se fait à la peau, le liquide soulève d'abord les tissus, produisant une tuméfaction anormale et bientôt s'écoule à l'extérieur.

La torsion du pédicule est une complication aussi fréquente, bien étudiée par Rokitansky et Thornton. Produite parfois dans l'évolution d'une grossesse, elle dépend de la plus ou moins grande mobilité de la tumeur, de la longueur du pédicule, de l'abondance de l'ascite concomitante. Les kystes dermoïdes y paraissent spécialements sujets, sans doute à cause de leur poids d'ordinaire considérable.

Quand la torsion se fait lentement, il en pourrait résulter une diminution progressive de la tumeur, ce résultat doit être exceptionnel. La torsion d'abord légère s'accentue brusquement et il se produit des accidents graves; une douleur vive, atroce, en est le premier indice. Bientôt le péritoine s'enflamme, des adhérences se produisent qui limitent le foyer de réaction, ou bien les accidents fébriles non jugulés se montrent très graves, par suite de l'abondance des matériaux de mortification lente de la tumeur, l'intoxication achève rapidement son œuvre et la malade meurt dans la cachexie et le marasme.

Il n'est pas rare que la rupture du kyste suive la torsion du pédicule, augmentant encore les dangers d'infection.

Les **phénomènes de compression** auxquels les kystes dermoïdes donnent lieu quand ils ont atteint un certain volume peuvent aussi être rappelés brièvement dans le paragraphe des complications des tumeurs tératoïdes.

Les viscères en particulier, ceux du petit bassin sont, on le comprend, les premiers atteints. La vessie présente de la rétention et les malades ne peuvent plus uriner, d'autres fois, la distension de cet organe n'étant plus possible, il y a, au contraire, incontinence et mictions continuelles.

On peut assister, du côté du rectum, à une constipation ténue et rebelle à tout traitement et même rencontrer des accidents d'occlusion intestinale avec toutes leurs conséquences.

L'utérus déplacé présente tous les troubles des déviations multiples qu'il peut offrir et l'on comprend aisément que lors des grossesses on puisse voir survenir des accidents redoutables.

Les uretères ont été comprimés et des troubles urémiques se sont établis, diminuant singulièrement la résistance des malades et assombrissant le pronostic.

Les vaisseaux des membres inférieurs, du bassin, les veines surtout sont obturés ; de là des hémorroïdes, des varices, la phlegmatia alba dolens. Cette gêne considérable dans la circulation du sang n'est pas sans retentir bientôt sur le cœur qui présente alors les troubles prémonitoires de l'asystolie, caractérisés surtout par de l'affaiblissement des battements, de l'arythmie et l'existence de souffle révélant la dilatation des orifices.

Dans les kystes dermoïdes qui nous occupent, il est très rare que le développement de la tumeur soit tellement considérable qu'elle arrive à comprimer l'estomac et à en empêcher le bon fonctionnement, ou à gêner le libre jeu du diaphragme. Semblable chose est plus fréquente dans la catégorie des kystes mucoïdes d'un volume plus important d'ordinaire.

Les kystes de l'ovaire qui sont le plus souvent des tumeurs bénignes peuvent parfois, sous l'influence de causes encore inconnues, changer brusquement de nature et de caractère ; comme d'autres formations anormales qui se produisent sur le corps ou dans les organes, les nœvi, les papillomes du larynx, les adénomes du sein et de l'estomac par exemple, ils s'accroissent tout à coup, se généralisent et des noyaux se développent à distance qui rappellent de tous points la généralisation des tumeurs cancéreuses.

La **dégénérescence** possible des tumeurs bénignes en tumeurs malignes est d'ailleurs un fait bien connu, du moins en ce qui concerne les kystes mucoïdes de l'ovaire et les observations de Poupinel, de Teichmann, de Hadjés, rapportent des cas nombreux où, après rupture du kyste primitif, des poches secondaires, généralement de petit volume, se sont greffées sur l'épiploon, les intestins, la vessie et la paroi abdominale postérieure. Il s'est fait alors, par suite de l'irruption du contenu kystique dans la cavité péritonéale, un véritable ensemencement néoplasique qui a été comparé, non sans raison, à la contamination de proche en proche par l'auto-inoculation des plaques muqueuses.

Cette transformation s'observe aussi, bien que plus rarement dans les kystes dermoïdes ; comme nous nous sommes proposés de l'étudier plus spécialement, nous allons en parler en nous appuyant sur les travaux antérieurs et les observations recueillies dans le chapitre suivant.

CHAPITRE III

Des dégénérescences des kystes dermoïdes.

Dès le début nous devons signaler une remarque importante faite au sujet de la dégénérescence des kystes dermoïdes par Dor et Bérard ; c'est que tous les cas publiés se classent en deux catégories bien tranchées :

1° Parfois, les noyaux secondaires sont composés des mêmes éléments que la tumeur originelle et on y trouve un revêtement épidermique avec poils, glandes sébacées et sudoripares. Ce ne sont alors que des portions disséminées d'une même tumeur, de véritables greffes qui se sont faites dans la zone génitale ;

2° D'autres fois, les noyaux secondaires ne sont formés que d'un seul tissu, par des cellules cancéreuses provenant du kyste dégénéré, les noyaux seuls peuvent être regardés comme secondaires à une évolution maligne, ils indiquent par leur présence que la dégénérescence néoplasique a atteint un second stade de son évolution. En effet, la dégénérescence maligne se fait d'abord à l'intérieur du kyste ; sa croissance est limitée alors par l'enveloppe fibreuse de ce dernier, qui sert de barrière résistante pendant une période plus ou moins longue. Mais il arrive un moment où les cellules cancéreuses arrivent néanmoins à traverser la paroi et à former à la surface externe de véritables végétations en chou-fleur. La généralisation va pouvoir s'effectuer ; l'infection se fera par contact de proche en proche. On a cité quelques cas de propagation à distance par la voie lymphatique ou sanguine et notre observation à ce sujet en est un bel exemple, mais ce mode de dissémination est tout à fait exceptionnel. Après cet aperçu général il nous est possible de passer en revue les différentes variétés de dégénérescences observées dans les kystes dermoïdes et d'en mieux comprendre l'anatomie pathologique.

Nous décrirons successivement :

1° La *dégénérescence épithéliale* la plus fréquente qui comprend elle-même la dégénérescence des épithéliums pavimenteux, la dégénérescence épithéliale cylindrique et la dégénérescence carcinomateuse proprement dite ;

2° La *dégénérescence sarcomateuse* ;

3° La *dégénérescence des endothéliums vasculaires* ;

Nous accompagnerons chacune de ces formes d'un exemple choisi parmi les observations s'y rattachant.

Dégénérescence épithéliale

Les travaux de H. A. Pilliet nous éclairent sur la marche de la dégénérescence épithéliale dans les kystes dermoïdes de l'ovaire ; c'est au niveau de la papille, c'est-à-dire dans le tissu propre de l'embryon rudimentaire, aux dépens des glandes nombreuses que cette région renferme, que se trouve le point de départ de l'évolution épithéliomateuse. Point n'est donc besoin de le chercher ailleurs, sur différents points de la poche, comme on pourrait le faire pour les kystes mucoïdes. Des coupes pratiquées au niveau de cette papille montrent souvent un véritable gâteau interstitiel étalé et formé par des cellules épithéliales, polymorphes volumineuses, dont plusieurs sont multinucléées ; ces cellules remplissent des cavités assez étendues et constituent un véritable épithélioma développé aux dépens des glandes sébacées, comme tend à le prouver la présence de graisse infiltrant les cellules. De là partent des masses nodulaires qui s'enfoncent dans le tissu cellulo-adipeux de la paroi et y forment des lobules d'adénomes dont les plus centraux présentent encore quelques cellules en voie de transformation graisseuse. Ces nodules suivent les cloisons fibro-vasculaires et s'enfoncent assez loin dans la capsule qui contient d'autre part des nappes d'un tissu granuleux, riche en noyaux. Sur des points voisins, les glandes diffusées prennent un aspect tout à fait différent de celui des glandes sébacées ordinaires ; elles offrent des culs-de-sac très petits, en sorte que la coupe prend un aspect aréolaire; elles ne sécrètent plus de graisse et leurs éléments restent clairs. L'ensemble qu'elles forment rappellerait assez bien celui d'un cancer des glandes salivaires si d'une part la présence de poils au milieu de la masse, d'autre part leurs connexions étroites avec les glandes sébacées ne permettaient de rapporter leur origine aux dépens de ces derniers organes.

OBS. I et II. — Dr K. YAMAGIWA. — Archiv. für pathologische anatomie —(Virchow). — *Sur deux cas de dégénérescence carcinomateuse de kystes dermoïdes de l'ovaire avec métastase.* (Résumé.)

1er *cas.* — La femme Y, âgée de 60 ans, sans antécédents héréditaires intéressants, est l'aînée d'une famille nombreuse et bien portante; réglée à 18 ans, elle a atteint la ménopause à l'âge de 53 ans.

Elle a eu cinq grossesses normales et un an après son dernier accouchement, âgée alors de 34 ans, elle prétend avoir senti dans la région hypogastrique droite une tumeur douloureuse de la grosseur d'un œuf de poule, tumeur qui depuis lors a augmenté peu à peu de volume. Depuis le mois de mars 1894, elle s'est aperçue de l'existence d'une autre tumeur tout aussi douloureuse dans la fosse sus-claviculaire gauche, dont le volume, au mois de septembre de la même année, atteignait celui d'un œuf d'oie.

A cette date, la première tumeur remplissait toute la fosse iliaque gauche et était devenue le siège d'intolérables douleurs. En même temps, l'amaigrissement de la patiente était extrême et un œdème considérable occupait les deux membres inférieurs. La malade ne tardait pas à succomber.

Résultat de l'autopsie pratiquée le 24 octobre 1894. Œdème en état avancé de décomposition, ventre très bombé ; la circonférence de l'abdomen, prise au-dessous du nombril, mesure 84 centimètres. On constate dans la fosse sus-claviculaire gauche une tumeur de la grosseur d'un œuf d'oie, présentant, à la palpation, des parties dures et des parties molles.

A l'ouverture du ventre, on aperçoit une volumineuse tumeur, s'élevant du petit bassin et repoussant les intestins vers le haut, aux environs de l'ombilic. La partie gauche de l'abdomen est surtout envahie par la tumeur.

La surface du péritoine est recouverte d'une massse blanchâtre granulo-graisseuse et dans la fosse iliaque gauche, elle est étroitement adhérente à la portion correspondante de la tumeur. Tandis que la paroi gauche de la tumeur est de consistance osseuse, la paroi droite antéro-latérale présente une grande mollesse et par place de la véritable fluctuation.

Pour faciliter l'ablation de la tumeur, on en vide par une incision la portion kystique; il s'écoule un liquide brun, épais, visqueux, filant, présentant des flocons d'un blanc sale et renfermant une pelote de cheveux entremêlés, de la grosseur d'un œuf de poule. On peut se rendre compte alors que le kyste formait environ les deux tiers de la tumeur entière.

Avant de décrire plus en détail cette tumeur, il convient de donner quelques renseignements sur l'état des autres organes du corps.

Le cœur était flasque, dégénéré, et présentait un épaississement des valvules aortiques, les ganglions rêtro-péritonéaux sont augmentés de volume et présentent à la longue une section dure au toucher. Rate molle. Reins plutôt diminués de volume et présentant une grande mollesse. Dans le lobe gauche du foie, on remarque la présence de nombreux kystes de dimensions variables, renfermant une matière visqueuse, de couleur jaune blanchâtre ; dans le lobe droit, ils sont moins nombreux. La vésicule biliaire est presque vide. Muqueuse de l'estomac décolorée, sans autres particularités.

Description de la tumeur et des parties attenantes. — L'ovaire droit, formant un kyste de la grosseur d'un œuf de pigeon, se trouve situé en avant et dans la partie inférieure de la tumeur. L'utérus, faisant corps avec cette dernière, est fortement attiré à gauche, tandis que son col est porté à droite. Malgré l'adhérence intime des anses intestinales à la portion postérieure de la tumeur, on ne trouve aucun rétrécissement notable de leur calibre.

La surface extérieure de la tumeur est rugueuse et bosselée surtout à droite; à gauche, elle est plus lisse. L'épaisseur de la paroi est de 2 à 3 millimètres ; à droite, sa consistance est celle du cuir, à gauche, au contraire, son épaisseur atteint 6 millimètres et sa dureté égale celle de l'os.

La surface interne de la paroi à droite est recouverte d'une couche blanchâtre, formant des écailles par places. A gauche se trouve une saillie osseuse de forme indéterminée et à la partie inférieure du même côté, on voit une grosse papille, d'aspect muriforme, de couleur brunâtre, recouverte de longs cheveux noirs ; près d'elle s'étend vers le haut une bande étroite de peau recouverte de poils, on peut constater encore la présence d'autres papilles verruqueuses dans les environs de la première.

L'examen microscopique fait aussitôt la section du kyste a démontré que les flocons de matières blanchâtres trouvées à l'intérieur de la tumeur étaient constitués par de la matière grasse, renfermant des cristaux de cholestérine et des cellules épithéliales.

Flanquant pour ainsi dire le kyste principal, on constate, à droite, la présence d'autres kystes plus petits, renfermant aussi des cheveaux et la même matière graisseuse, légèrement brunâtre.

Examen microscopique de la papille principale. — La coupe montre un développement exagéré des glandes sébacées, et révèle la présence de fibres nerveuses très nombreuses.

Entre les canaux glandulaires, la couche cellulaire fait presque défaut.

Limitant la lumière des canalicules, on trouve des cellules pour la plupart polygonales, rassemblées en amas assez considérables, surtout vers les culs-de-sacs des glandules. Leurs noyaux se colorent fortement mais, malgré cela, il est impossible d'en étudier la structure. Autour des cellules se voient des filaments et des intervalles paraissant vides, ne prenant pas la coloration et formant un réseau complexe et très important. Les cellules plus particulièrement en rapport avec ces formations paraissent avoir subi pour la plupart des transformations considérables ; elles sont polymorphes, teintées très peu par l'éosine, et leurs noyaux sont à peine perceptibles. Par endroits, on trouve des conduits glandulaires, tapissés de cellules épithéliales plates ou cylindriques peu élevées respectant la cavité. Ailleurs, les conduits glandulaires sont complètement obstrués par les cellules polygonales. On a ainsi toutes les transitions entre les deux combinaisons, et l'on se voit en présence d'un tissu carcinomateux en formation.

Vers le fond des canaux glandulaires, on aperçoit encore des anses assez fortes, formées de fibres musculaires, lisses, montrant leurs noyaux étroits en forme de bâtonnets.

C'est là, au niveau de ce tissu musculaire, que semble s'arrêter, en une ligne peu nette, la dégénérescence carcinomateuse.

On ne saurait s'empêcher de comparer le cas présent aux cas de néoplasme des glandes mammaires avec lesquels il présente une grande similitude.

Examen microscopique de la partie la plus mince de la paroi du kyste principal. — Vers la lumière du kyste, on trouve d'abord des cellules à caractère endothélial ; puis vient une couche celluleuse à peine développée, qu'on ne peut bien étudier qu'au niveau de petites cryptes entourées de formations pileuses ; elle est formée alors de cellules cubiques ou fuselées, agglomérées, disposées par couches. Le tout est recouvert de débris de cellules et de matières grasses ; des vaisseaux nombreux se montrent dans la paroi. En opposition avec la portion mince du kyste, la paroi gauche, très épaisse et dure, se montre pauvre en cellules et en vaisseaux. A la surface, on voit des cellules tantôt cubiques ou cylindriques, fortement granulées, disposées par couches ou formant un simple dépôt ; on remarque aussi des fibres conjonctives très fines au milieu de ces cellules. Aucune trace d'épithélium plat, pavimenteux.

Dans certaines préparations, prises non loin de la papille on trouve des cellules cartilagineuses, faiblement colorées par l'hématoxyline, et qui paraissent très abondantes à ce niveau. Ailleurs, le tissu cartilagineux est devenu muqueux par dégénérescence, il a subi une métamorphose régressive.

Dans les coupes prélevées à l'endroit où le gros intestin est presque complètement entouré de la paroi épaissie de la tumeur, l'attention est attirée par la minceur de la couche muqueuse sous laquelle on peut reconnaître distinctement une sous-muqueuse très diminuée. Par contre, la couche musculaire sous-jacente présente un développement anormal et se mélange insensiblement avec la paroi de la tumeur. Les noyaux des fibres lisses sont plus courts et plus larges que d'habitude. Plus profondément, on rencontre du tissu cellulaire où les fibres deviennent plus rares. Le tissu osseux se montre aussi à certains endroits. Au microscope, le tissu carcinomateux dans les ganglions lymphatiques rétro-péritonéaux présente un faible stroma et renferme très souvent des dépôts calcaires.

Les kystes du foie ne présentent rien dans leur structure qui pourrait les rattacher à la tumeur abdominale, et en faire des produits métastatiques de celle-ci.

En somme, on ne trouve dans le cas présent, aucun des caractères du cancer épithélial pavimenteux, mais plutôt des analogies avec le cancer glandulaire, l'adéno-carcinome. Il ne peut être question ici d'endothéliome, le cancer a probablement pour point de départ la papille principale, car les autres foyers de tissu néoplasique ne paraissent pas être de date aussi ancienne.

Remarquons en terminant que notre kyste dermoïde n'est pas une tumeur simple, mais qu'il renferme à son intérieur tous les tissus que l'on rencontre dans l'organisme complet.

Il est probable que ce sont les glandes sébacées si abondantes qui ont été le siège primordial de la dégénérescence.

2e *cas.* — La malade, âgée de 41 ans, entre à la clinique du Pr Dr Sasaki. Pas d'antécédents héréditaires importants. On note dans les antécédents personnels une arthrite du genou gauche à 21 ans, suivie d'ankylose.

En mai 1893, la patiente s'aperçoit pour la première fois de la présence d'une tumeur, non douloureuse, ayant les dimensions d'une pomme, située dans le voisinage de l'ombilic. Augmentant peu à peu de volume, cette tumeur devient bientôt douloureuse et force la malade à s'aliter au mois de novembre de la même année. On pratique la laparotomie en janvier 1894, mais l'opération ne peut être achevée par suite des adhérences trop nombreuses que la tumeur a contractées avec la paroi et les intestins. La malade se cachectise de plus en plus et meurt au mois d'avril.

Résultats de l'autopsie pratiquée par le Dr Miura de Tokio. — Rigidité cadavérique disparue; téguments décolorés, disparition presque complète du tissu adipeux sous-cutané. Œdème très prononcé des membres inférieurs.

A l'ouverture de la cavité abdominale, on constate sur le péritoine viscéral l'existence de néoformations récentes, disposées en noyaux variant de dimension d'un pois à celle d'un œuf de poule. Épanchements pleuraux des deux côtés. Cœur atrophié, pas de lésions valvulaires. Rate molle, diffluente. Hydronéphrose à gauche. Rien à l'estomac. Nombreux kystes à la partie supérieure du foie, contenant une masse graisseuse molle. La tumeur est un kyste dermoïde, diagnostiqué d'ailleurs, adhérant fortement à la paroi abdominale. Elle contient environ 2,000 centimètres cubes d'un liquide trouble, verdâtre, de consistance épaisse. La paroi interne du kyste présente de longs poils et des saillies nombreuses. Les glandes rétro-péritonéales sont augmentées de volume et très indurées. On était, comme le microscope le vérifia, en présence d'un kyste dermoïde de l'ovaire gauche, avec formation carcinomateuse et métastase péritonéale, intestinale, mésentérique et rétro-péritonéale.

Examen microscopique. — Coupes colorées à l'hématoxyline et à l'acide picrique. — Toutes les préparations présentent de l'épithélium plat, à cellules assez fortes, placées l'une sur l'autre et contenant des noyaux vésiculeux. On distingue nettement la formation d'alvéoles présentant une rangée de cellules cylindriques, bordant la lumière de l'acinus et des cellules épineuses. Des formations perlées se montrent tantôt vers le centre, tantôt à la périphérie des alvéoles. La paroi interne du kyste dermoïde est recouverte de couches nombreuses de cellules épithéliales, supportées par un plan de fibres conjonctives, qui constituent toute l'épaisseur de la paroi kystique ; les cellules y sont rares, tandis qu'elles abondent dans les tissus des métastases glandulaires.

La paroi intestinale est infiltrée par les produits de nature carcinomateuse qui, à cet endroit, semblent pénétrer à travers la couche musculaire, et la sous-muqueuse atteignant même par endroits la muqueuse ; il est donc évident ici que la dégénérescence carcinomateuse vient du dehors et qu'elle a gêné peu à peu le développement des glandes intestinales. L'examen microscopique démontre que l'on a affaire à un kyste dermoïde ayant subi la dégénérescence épithéliomateuse, par la paroi duquel s'est propagé aux organes voisins, sans formation ulcéreuse, mais par contiguïté, le tissu néoplasique.

Les formations épithéliales, en se multipliant de plus en plus, produisent des prolongements cryptiques qui s'enfoncent dans la paroi du kyste et y disséminent des nids épithéliaux qui donnent à cette paroi l'aspect carcinomateux, exactement comme les bourgeons proliférants du sein donnent lieu à l'épithéliome diffus. C'est le premier stade de la dégénérescence, l'épithélioma est à ce moment bien limité par la capsule intacte du kyste, l'organisme n'en est pas encore infecté.

Mais bientôt, en se développant davantage, les bourgeons épithéliomateux érodent la paroi du kyste ; ils déterminent sur sa face péritonéale une ulcération qui devient le point de départ de végétations semblables à celles qui couvrent la surface interne de la poche. Ces végétations se greffent sur les points du péritoine qui leur correspondent ; elles peuvent même, par leurs débris détachés, infecter tout le petit bassin d'un semis cancéreux (Virchow). La généralisation s'opère en même temps par les voies sanguine et lymphatique et bientôt on peut rencontrer des noyaux métastatiques dans tous les points de l'organisme. La cachexie est alors rapide et le dénouement fatal.

Dans la forme *épithéliomateuse proprement dite,* on a pu saisir la formation de bouchons cancéreux au niveau des couches épidermiques du revêtement cutané et y découvrir la présence de nombreuses perles cancroïdales. Ce genre de néoplasme se multiplie aussi rapidement et envahit bientôt toute la paroi du kyste, en formant des végétations à sa surface péritonéale.

L'observation qui suit donne un bel exemple de cette marche envahissante.

Obs. III. — Archives de Virchow, 1895. — *Épithélioma pavimenteux greffé sur un kyste dermoïde. Généralisation au péritoine et aux ganglions iliaques.*

La dame R. V..., âgée de 48 ans, entre le 16 décembre 1893 à la clinique du Pr K. Hochhalt. La malade accuse exclusivement des douleurs névralgiques qui, partant de la région lombaire, s'irradient le long du trajet des deux nerfs ischiatiques. La patiente ne se plaignait d'aucune douleur abdominale. A son entrée, on constate dans la cavité abdominale, à gauche et en bas, la présence d'une tumeur qui, remontant jusqu'à l'ombilic et faisant corps avec l'utérus, présente une fluctuation nette. Comme on pouvait percevoir dans la région pré-utérine, à la palpation, quelques nodosités dures et isolées, et que la malade se plaignait d'une douleur excessive, on pensa à un kyste dégénéré, secondairement en carcinome, et la patiente, qui était très affaiblie, ne fut soumise à aucune opération.

Dans les premiers jours de janvier, l'ouverture du kyste se produisit dans le rectum. Sous l'influence de la diarrhée, du collapsus qui s'ensuivit, le kyste diminua du tiers de son volume primitif et, trois semaines après, la malade mourut d'épuisement.

L'autopsie fut pratiquée le 30 janvier, et voici ce que l'on trouva, en résumé.

Cadavre émacié, cachectique, peau de couleur jaune sale. Plèvres libres sans adhérences. Poumon présentant de l'anémie partielle, en avant, après hyperhémie hypostatique en arrière et aux bases. Cœur présentant de l'atrophie pigmentaire du myocarde. Rate diminuée de volume à parenchyme résistant. Foie atrophié à bords tranchants. Reins lobulés, un peu mous, sans dégénérescence graisseuse.

Nombreuses et épaisses adhérences des anses intestinales de l'épiploon, etc.

Le kyste, de la grosseur d'une tête d'enfant, remplit tout le petit bassin et est entouré en avant par l'utérus qui se trouve repoussé vers la gauche et par de larges bandes d'adhérences qui se rendent à l'intestin. La vessie se trouve rejetée vers la droite par l'utérus qui la comprime fortement ainsi que le rectum.

Le kyste possède un contenu d'un gris sale, trouble, fétide, graisseux, mélangé de cheveux rougeâtres dont la longueur va jusqu'à 40 centimètres, roulés en boules.

La paroi interne cutanée est, à gauche, assez bien conservée et couverte de cheveux. De la partie supérieure descend vers le bas une plaque osseuse, garnie d'alvéoles et munie d'une dent solidement implantée, du type incisif. Sur la paroi gauche est une proéminence, longue de trois centimètres, en forme de doigt et recouverte de peau dans laquelle on sent un os allongé. Sur la paroi inférieure se trouve un bourrelet saillant, fétide, de consistance charnue.

Dans le segment inférieur droit du kyste existe une surface égale à celle d'une paume de main d'enfant, finement granuleuse, garnie de petits grains grisâtres épithéliaux, au milieu desquels se trouve une nodosité grosse comme un œuf de poule, nodosité dont la coupe apparaît bleu grisâtre à aspect glandulaire, avec des dessins blancs, ressortant sur une trame conjonctive plus transparente.

Cette nodosité contient à son intérieur quelques cavités grosses comme des pois ; la paroi kystique est perforée en arrière, en haut et à gauche, sur une surface d'un thaler et le contenu du kyste se déverse dans l'espace limité par les adhérences intestinales et le sommet de la tumeur. Sur le rectum, on trouve une ouverture ovale qui conduit à l'intérieur du kyste dermoïde ; 14 centimètres au-dessus, apparaît une seconde ouverture communiquant dans l'espace indiqué plus haut. La perte de substance de ces deux ouvertures est plus large sur la séreuse que sur la muqueuse. Sur la séreuse de l'iléon se trouvent, à côté de la muqueuse intacte à 6 centimètres et à 22 centimètres au-dessus de la valvule de Bauhin, des noyaux métastatiques de la grosseur d'une cerise, présentant à la coupe l'aspect de ganglions.

Dégénérescence identique des ganglions lymphatiques, iliaques et rétro-péritonéaux. Il est impossible, à cause du développement du kyste et de nombreuses et solides adhérences, de dire de quel ovaire provient ce kyste. C'est probablement de l'ovaire droit; ce qui le fait croire, c'est la situation de l'utérus refoulé vers la gauche.

Examen microscopique. — Les parois du kyste montrent un derme et un revêtement épithélial en tout semblable au revêtement cutané, avec des cheveux et des glandes sébacées. En dehors des couches de revêtement, on trouve des cellules disposées en amas ou en tubes, qui ont tous les caractères des cellules épithéliales que l'on rencontre dans les cancroïdes. On trouve aussi, au voisinage de ces nids épithéliaux, la configuration caractéristique des vaisseaux lymphatiques remplis de cellules, comme cela se voit dans les épithéliomas.

En de certains endroits, le champ entier du microscope est garni de cellules d'épithélioma (perles cancroïdales).

Nous avons affaire dans ce cas à un épithélioma pavimenteux, dont le point de départ est évidemment les cellules du revêtement épidermique du kyste dermoïde.

On retrouve, dans tous les noyaux secondaires métastatiques, tous les caractères d'un épithélioma pavimenteux corné. Ces noyaux siègent presque tous dans la musculeuse et la sous-muqueuse et n'atteignent la lumière de l'intestin qu'au niveau des perforations ; elles sont d'ailleurs entourées par une zone d'inflammation assez vive.

Dégénérescence des endothéliomes vasculaires.

Fleischlen et dernièrement Faguet ont étudié des cas *d'endothéliomes* développés dans des kystes dermoïdes et ont trouvé, à l'aide de minutieuses recherches microscopiques, que l'origine de la dégénérescence se trouvait dans les fentes lymphatiques. Eckardt et Pomorsky ont fourni des observations probantes, où les parois du kyste dermoïde étaient infiltrées par des cellules endothéliales ayant leur point de départ dans les vaisseaux sanguins ou lymphatiques nourriciers de la tumeur.

Obs. IV. — Dr Faguet (de Bordeaux). — Mercredi médical. — *Kyste dermoïde et endothéliome de l'ovaire droit. — Ascite, pas de généralisation.*

Jeanne C..., 60 ans, ménagère. Entrée à l'hôpital le 15 octobre 1894. Réglée à 17 ans, mariée à 19 ans. Deux grossesses, deux accouchements normaux. Pleuro-pneumonie à 36 ans. Ménopause à 50 ans.

Histoire de la maladie. — Au mois de mai dernier, troubles de la miction ; besoins fréquents et impérieux. Dysurie.

Au mois d'août, elle constate que son abdomen est augmenté de volume et perçoit une tumeur du volume du poing, siégeant dans la fosse iliaque droite. Augmentation de volume, se faisant dès lors d'une façon uniforme et progressive. Amaigrissement.

Examen le 8 octobre. — Circonférence de l'abdomen, 0,94 au niveau de l'ombilic. Amaigrissement général.

A la palpation, abdomen assez tendu, fluctuation très nettement transmissible d'un hypocondre à l'autre. On ne sent point de tumeur.

La pression révèle un épanchement ascitique mobile. Toucher vaginal : l'utérus est petit, mobile ; les annexes ne sont pas perceptibles.

Urines, 1,500. Pas d'albumine.

Appétit diminué, digestions pénibles, légère constipation ; signes de congestion aux deux bases des poumons.

Ponction de l'abdomen, le 9 octobre, donnant issue à 5 litres et demi d'un liquide citrin. L'examen permet alors de constater l'existence d'une volumineuse tumeur, de consistance molle, fluctuante même en certains points, plongeant dans l'excavation pelvienne.

15 *octobre.* — L'ascite s'est, en partie, reproduite et gêne l'exploration. L'examen sous chloroforme permet de voir que la tumeur est en partie solide et en partie liquide. Cette dernière portion est la plus volumineuse ; elle occupe l'hypocondre du côté droit, dépasse la ligne médiane, s'enfonce en bas dans l'excavation pelvienne et remonte en haut jusqu'à quatre travers de doigt au-dessous de l'ombilic. La matité est absolue sur toute l'étendue du néoplasme qui possède un certain degré de mobilité latérale.

Retrocèle vaginale. Col de l'utérus dévié du côté droit. Corps de l'utérus petit, mobile, indépendant de la tumeur qui fait saillie dans les culs-de-sac antérieur, latéral droit et postérieur.

A ce niveau, on perçoit une partie du néoplasme dont la consistance est dure et la surface irrégulière, mamelonnée.

Diagnostic. — Cysto-épithéliome de l'ovaire avec ascite.

19 *octobre.* — Ovariotomie. Issue d'une certaine quantité de liquide ascitique. Quelques adhérences lâches unissent la tumeur à l'épiploon. Ablation facile du néoplasme développé aux dépens de l'ovaire droit.

L'ovaire gauche, petit, scléro-kystique, est enlevé.

Jeanne C..., guérie, quitte l'hôpital Saint-André le 12 novembre 1894.

I. *Examen de la tumeur.* — Macroscopiquement, le néoplasme est formé de deux portions : l'une kystique, de beaucoup la plus volumineuse, l'autre solide.

La partie kystique a le volume d'une tête de fœtus à terme. La forme est régulièrement arrondie ; son contenu est constitué par un liquide de consistance sirupeuse, d'une coloration jaune sucre d'orge, renfermant des paillettes de cholestérine. On y trouve aussi une assez grande quantité de cheveux noirs, fins, agglutinés les uns aux autres et roulés en pelotons inextricables. La face interne de la paroi kystique est lisse, régulière; on y voit, implantés des poils en assez grand nombre. L'épaisseur de cette paroi varie, suivant les points, de quelques millimètres à 1 centimètre.

La portion solide, située à la partie inférieure de la précédente à laquelle elle est intimement unie, a le volume d'une mandarine, elle est friable, irrégulière à sa surface, de consistance molle.

II. *Examen histologique.* — La portion dermoïde renferme tous les éléments que l'on rencontre d'habitude dans ces kystes avec des glandes sébacées et sudoripares.

La portion solide de la tumeur est formée par des faisceaux de tissu conjonctif fasciculé, constituant une sorte de tissu réticulaire dans les alvéoles duquel se trouvent, en grand nombre, des cellules épithéliales ou épithélioïdes, de forme et de volume variables, à noyau très apparent.

On rencontre, en outre, un grand nombre de fentes lymphatiques avec des cellules d'endothélium au milieu de la substance interstitielle, de nature conjonctive.

Les vaisseaux sanguins qui existent dans cette zone n'ont pas de parois propres.

L'ovaire gauche ne présente rien d'intéressant.

Il s'agit dans ce cas d'une tumeur de l'ovaire droit constituée à la fois par un kyste dermoïde et un endothéliome.

On retrouve ici tous les caractères attribués par Eckardt et Pomorsky, à cette variété de néoplasme ovarien intermédiaire, au point de vue histologique, à l'épithéliome et au sarcome, et qui a été rencontré dans certains kystes dermoïdes dégénérés, dans des kystes papillaires et dans des tumeurs solides, criblées de petites cavités qu'on rangeait jusqu'ici dans la classe des sarcomes.

Dégénérescence sarcomateuse.

Quand l'on a affaire à des cas de dégénérescence *sarcomateuse* on est frappé par le nombre considérable de cavités kystiques que l'on découvre à l'œil nu dans le tissu néoplasique. Ces cavités différentes par leur origine proviennent les unes d'anciens ovisacs, les autres dérivent des foyers hémorragiques anciens. Ces foyers en effet se sont enkystés et après résorption des parties solides du sang, il en est résulté une cavité kystique remplie d'un liquide séro-sanguinolent ou séreux.

L'examen microscopique montre le plus souvent que le sarcome est constitué par des cellules oblongues, volumineuses, pourvues de gros noyaux ovoïdes disposés en faisceaux entrecroisés en différents sens. De plus les vaisseaux n'ont pas de paroi propre. C'est le tissu néoplasique lui-même qui leur en sert ; on voit là les caractères du sarcome fasciculé.

La couleur jaunâtre et l'opacité du tissu sont dues à ce que beaucoup de cellules fibro-plastiques sont remplies de fines granulations graisseuses. Parfois, à l'examen pratiqué sur de larges coupes, on ne rencontre aucune cavité kystique. On peut dire alors que la tumeur est à une période rapprochée du début (Cornil). A un stade plus avancé du développement néoplasique, on voit se former des foyers de ramollissement avec dégénérescence caséeuse, ou bien des îlots hémorragiques, avec tendance à la formation de vacuoles remplies de liquide séro-sanguinolent : plus tard encore le tissu sarcomateux arrive à rompre la capsule fibreuse qui le bride, des bourgeons néoplasiques poussent du côté du péritoine, déterminant, suivant l'expression du Pr Cornil, une véritable péritonite sarcomateuse.

La description de cette forme rare se trouvera faite par l'exposé de l'observation suivante :

Obs. V (personnelle). — *Dégénérescence sarcomateuse d'un kyste dermoïde avec noyaux métastatiques dans le péritoine et dans le foie.*

Le 29 mars 1899 entrait dans le service du Pr Duret, F... A..., âgée de 22 ans, télégraphiste, porteuse d'une tumeur de l'abdomen.

De constitution délicate, la malade, depuis l'âge de 13 ans, époque de sa formation, avait présenté à plusieurs reprises et chaque fois durant 3 ou 6 mois, un arrêt complet de la menstruation. Depuis un an environ, les pertes blanches étaient devenues très abondantes, les règles étaient toujours en avance mais sans modification dans leur durée.

Il y a 6 mois, à l'occasion d'une miction, paraît-il, elle ressent une douleur vive et subite dans le flanc droit, et pendant 5 semaines elle souffre constamment de ce côté. Puis les douleurs s'atténuent quelques jours pour reprendre bientôt et ne plus la quitter. Les fatigues, les moindres efforts accentuent les phénomènes douloureux et forcent bientôt la malade à délaisser tout travail.

Les irradiations nerveuses occupent le flanc droit et la cuisse droite ; le côté gauche reste indemne.

Les selles conservent leur régularité et sont normales, les mictions sont parfois douloureuses.

L'examen pratiqué le 31 mars, montre le ventre bombé dans sa partie sous-ombilicale ; son volume est celui d'une femme au sixième mois de sa grossesse.

Le palper révèle une tumeur dure, résistante, un peu mobile malgré la contraction défensive des muscles de la paroi qui tend à la fixer.

Au toucher, l'utérus est très en arrière. On sent nettement dans le cul-de-sac antérieur, la tumeur présentant encore son caractère de dureté, rappelant la consistance du fibrome. Le col est porté en arrière et le doigt explorateur a peine à le sentir, conique presque pointu.

On porte le diagnostic de tumeur solide de l'ovaire et la malade ayant eu ses règles le 15 mars, on décide une intervention hâtive.

L'opération est faite le lendemain 1er avril 1899.

On pratique la laparotomie médiane. L'ouverture de l'abdomen montre que l'on a affaire à un kyste volumineux développé aux dépens de l'ovaire droit.

La face antérieure de la tumeur, d'aspect nacré, dure au toucher faisait penser volontiers à un fibrome, mais la face postérieure nettement kystique, de consistance pâteuse par endroits, rectifie facilement le diagnostic. Le kyste se présente tapissé en certaines places d'un exsudat graisseux comme si le contenu avait transsudé à travers son enveloppe.

On procède au basculement de la tumeur et dans cette manœuvre on se trouve gêné par de fines adhérences qui, étant donnée la minceur, si grande par places de la paroi du kyste, menacent d'en occasionner la rupture. Malgré les précautions les plus minutieuses, il se produit une petite déchirure que l'on obstrue heureusement à l'aide de tampons.

Le kyste, complètement dégagé apparaît pédiculé, se rattachant nettement à l'ovaire du côté droit. Une triple ligature à la soie posée sur le ligament large permet de libérer la tumeur.

L'examen du petit bassin auquel on se livre ensuite révèle la présence d'un amas de matières grasses, provenant manifestement de la tumeur probablement par rupture intérieure d'une des poches kystiques. L'adhésion assez forte de ces produits graisseux au péritoine nécessite l'emploi d'une curette mousse ; on procède ainsi à un nettoyage soigneux de la région pelvienne après la pose d'un drain dans le cul-de-sac de Douglas. Le ventre est refermé par le procédé ordinaire.

Les suites opératoires ont été excellentes ; le drain fut enlevé le quatrième jour, les fils, le neuvième jour. La malade au quinzième jour commence à s'asseoir dans son lit et trois semaines après l'intervention, elle sort en excellent état de l'hôpital.

Nous devions, malheureusement, la voir revenir deux mois après, dans un état tout différent.

Description du kyste. — Examen macroscopique. — La tumeur dans son ensemble a le volume d'une tête d'adulte. Elle est irrégulièrement ovoïde, à grand axe transversal et formée surtout de deux lobes principaux dont le plus gros, qui constitue les trois quarts de la tumeur, est situé à droite. On trouve de plus à sa surface et particulièrement dans la partie gauche, quelques petits noyaux de la dimension d'un pois, de coloration grisâtre, de consistance mollasse et très vasculaire d'aspect, les noyaux sont partout de volume très petit et en nombre limité. La teinte générale, observée avant la section de la tumeur est bleuâtre ; la surface est parsemée de fines ramifications vasculaires et sur une grande partie de son étendue on trouve des adhérences très lâches qui ont été rompues facilement. La consistance est ferme, fibromateuse en quelques points, surtout aux environs de l'ovaire, nettement fluctuante dans des endroits voisins et enfin en d'autres points, plutôt mollasse, pouvant conserver l'empreinte du doigt. Ces points-là ne sont pas nombreux et dans tout ce lobe droit, c'est nettement fibromateux.

On sectionne l'ovaire par sa face inférieure. On voit alors qu'il est constitué par une poche à parois minces ayant à peine 1 millimètre d'épaisseur en certains points, lisse et blanchâtre intérieurement. Cette poche contient une masse inégale, bosselée, formée de lobules de dimensions variables et recouverte dans un grand nombre d'endroits de matière délayée. La surface de cette masse n'a pas dans tous les points un aspect nettement épidermique et on distingue se détachant à sa surface plusieurs saillies kystiques. On note de plus, en divers endroits, la présence de productions pileuses, inégalement réparties, mais surtout une volumineuse touffe de poils, qui prend naissance par une base étroite à peu près sur la partie centrale de la face inférieure de la tumeur. Cette touffe de poils, engluée des matières délayées, mesure 20 centimètres de longueur. En sectionnant la néoformation dans toute son épaisseur, de bas en haut, à travers le lobe principal, on trouve qu'elle est formée d'une multitude de poches kystiques de volumes variables dont les grosses ont le volume d'une noisette et qui contiennent un liquide muqueux ou franchement gélatineux : les espaces inter-kystiques sont blanchâtres, de consistance fibreuse, sauf en certains endroits qui sont jaunâtres, graisseux, dégénérés.

Il y a un certain nombre de points qui ressemblent assez aux nodules superficiels signalés ci-dessus et qui, à la section, ont l'aspect d'un tissu sarcomateux, gris rosé. En d'autres places on remarque quelques foyers de dégénérescence myxomateuse.

On retrouve aussi, à l'intérieur de la masse néoplasique, de petits kystes qui contiennent des productions pileuses. Ces kystes pilifères sont très nombreux et très petits ; enfin, tout à fait à la partie supérieure de ce même lobe droit, on constate la présence de noyaux, de consistance osseuse, réunis en amas dans cette région et paraissant avoir pris naissance dans plusieurs kystes de volume moyen et situés au voisinage les uns des autres.

Dans ces mêmes poches, on trouve également de volumineuses touffes de poils. Plusieurs de ces noyaux osseux, lisses, brillants, sont recouverts d'un tissu cartilagineux qui fait penser aux cartilages articulaires ; ils n'ont pas nettement la forme de dents. La tumeur est assez vasculaire ; on trouve par-ci par-là quelques veines thrombosées ; sur une section faite plus à gauche, on trouve tout un lobe rougeâtre, hémorragique, de consistance plutôt molle, d'aspect sarcomateux à la périphérie. Ce lobe, avoisinant le pédicule du kyste, semble constituer la portion la plus anciennement dégénérée. Aux environs, on rencontre une nouvelle production osseuse, se présentant sous la forme d'un anneau, à parois aplaties suivant l'épaisseur et pourvu d'arêtes saillantes ; il n'est pas impossible qu'il y ait là autre chose qu'une transformation calcaire de la paroi d'un kyste. Il est cependant difficile de rapprocher ce fragment d'un os normal.

En somme, il s'agit d'un kyste dermoïde assez complexe. Il importe de noter dans la composition de cette tumeur les noyaux sarcomateux, quelquefois myxo-sarcomateux disséminés dans son épaisseur, mais dont le point de départ avoisine nettement le pédicule. Le volumineux noyau sarcomateux à centre hémorragique paraît être le plus ancien en date. Notons aussi que le pédicule lui-même près de la section béante de l'artère utéro-ovarienne présente une masse de tissu suspect, d'aspect semblable à celui du noyau précisé. Nous nous sommes demandé s'il s'agissait d'une dégénérescence sarcomateuse d'un kyste dermoïde ovarien. Le microscope devait nous renseigner plus tard à ce sujet.

Vers le 15 juin (1), tout change, le ventre se ballonne et devient très douloureux en même temps que survient un amaigrissement très prononcé et rapide. Cet état s'aggrave de plus en plus et la malade se décide à revenir dans le service.

A son entrée, on constate qu'elle est réduite à un état vraiment squelettique; elle est tellement faible qu'il lui est impossible de marcher et même de parler; au moindre effort, elle est prise d'une dyspnée intense. L'abdomen est très distendu et présente l'aspect d'une grossesse de 7 mois environ. En percutant, on trouve partout de la matité absolue. On arrive pourtant à obtenir un peu de sonorité, en faisant pencher le malade d'un côté et en percutant à l'autre. La palpation donne une sensation de fluctuation très nette, mais si on déprime un peu les parois, on arrive à sentir des masses assez dures.

M. Duret examine le malade et porte le diagnostic de péritonite tuberculeuse. Ce diagnostic était surtout basé sur les antécédents de la malade : la

1. Cette partie de l'observation est due à l'obligeance de notre excellent ami, le Dr Bonte, interne des hôpitaux.

mère en effet était franchement atteinte de tuberculose pulmonaire; un frère était mort 3 mois auparavant d'une coxalgie suppurée, deux autres étaient morts de méningite. Elle-même était très sujette à des bronchites, mais n'avait jamais eu d'hémoptysies.

Toutes les probabilités étaient donc pour une péritonite tuberculeuse et peut-être fallait-il voir dans la première intervention une cause d'irritation pour le péritoine.

M. Duret se décide à faire une laparotomie et un lavage abdominal.

L'opération est faite le 1er juillet 1899. On fait d'abord une incision sur la ligne médiane et dans la région sous-ombilicale. Dès que le péritoine est incisé, il jaillit un flot de liquide franchement hématique et composé en grande partie de sang pur. En même temps, on voit sortir des masses fongueuses et blanchâtres, très friables et saignant au moindre contact. Le chirurgien plonge les mains dans la cavité et trouve qu'elle est complètement envahie par des masses charnues. Vu cette généralisation et l'état de faiblesse extrême de la malade, il est impossible de faire une intervention quelconque, aussi M. Duret referme-t-il le ventre après avoir fait un léger lavage de la cavité avec de l'eau bouillie.

Quelques heures après l'opération, la malade reprend connaissance mais son état est désespéré; son pouls devient rapide et filiforme et elle meurt à 9 heures du soir.

Autopsie. — On la pratique le lendemain; à l'ouverture de la cavité abdominale on constate une ascite hémorragique très abondante, constituée par un liquide d'un rouge brun, en même temps une péritonite néoplasique généralisée.

Le péritoine pariétal, hépatique et diaphragmatique est tapissé de masses blanchâtres, molles et diffluentes, mais ces masses sont surtout abondantes, au niveau du grand épiploon. Elles acquièrent là un volume considérable prenant la forme d'énormes grappes recouvrant entièrement la masse intestinale. Les plus grosses ont le volume du poing. Elles sont très friables et se laissent arracher sans le moindre effort. A la loupe on a un tissu blanchâtre pourvu de vaisseaux. Au toucher les noyaux néoplasique sont très friables et de consistance gélatineuse.

Du côté du petit bassin, tous ces organes sont enfouis dans la masse cancéreuse; l'utérus est petit, revenu sur lui-même, à cavité utérine très étroite, on n'y trouve pas de trace de néoplasme, le vagin est sain, de même l'utérus.

Sur les côtés de l'utérus à cause de la présence des masses néoplasiques, infiltrant les ligaments larges, il est impossible de retrouver ce qui reste des annexes; du côté gauche où l'ovaire a été conservé lors de la première intervention, on ne peut retrouver que quelques masses ocreuses, rappelant les corps jaunes, l'ovaire paraît confondu avec le néoplasme.

Les deux reins sont pâles, anémiés, à consistance flasque, ici non plus on ne retrouve de noyau.

Les ganglions mésentériques apparaissent normaux dans les feuillets péritonéaux.

Le foie est décoloré, jaunâtre, c'est l'organe abdominal qui est le plus atteint par le néoplasme. Sur la capsule de Glisson, on trouve comme sur le péritoine pariétal des noyaux blanchâtres et arrondis. A la coupe de l'organe on trouve dans le parenchyme des noyaux semblables, ils sont diffluents et ont une teinte hémorragique. Les plus petits que l'on peut voir paraissent être développés au niveau des espaces portes.

La veine porte et la veine cave sont saines. L'estomac et l'intestin ne présentent aucun noyau appréciable.

Le cœur est petit, flasque, décoloré; les valvules sont normales.

Péricarde et plèvres saines.

Les poumons sont un peu congestionnés, mais malgré les coupes multiples on ne peut trouver des noyaux.

Au point de vue macroscopique, il s'agit donc d'un néoplasme ovarien généralisé à tout le péritoine avec noyaux multiples dans le foie paraissant être de nature conjonctive.

Examen microscopique par M. le Pr Augier. — Après durcissement dans le formol et dans l'alcool de fragments pris dans divers points du kyste dermoïde et des noyaux métastatiques intra-péritonéaux, on examine successivement chacune de ces parties du néoplasme.

1° *Portions du kyste dermoïde qui ont l'aspect habituel de ces tumeurs et qui présentent des formations pileuses.*

Ces coupes présentent au microscope, comme c'est l'habitude, tous les éléments de la peau, couche épidermique épaisse, avec appareils annexes, glandes sébacées, poils, fibres musculaires lisses, irrégulièrement disséminées et formant par place des traînées ou des faisceaux qui rappellent les arectores Pili. On trouve aussi très nettement des glandes sudoripares.

Le revêtement épidermique repose sur une charpente conjonctive formée d'éléments entrecroisés, mais çà et là, dans ce qui représente le derme, on trouve même à l'œil nu et surtout à un fort grossissement une série de nodules arrondis d'une structure très particulière. Ces nodules sont formés par des éléments cellulaires ayant habituellement un aspect fusiforme ou étoilé et reliés les uns aux autres par leurs prolongements de façon à dessiner un véritable réseau à mailles plus ou moins régulières. Dans les mailles du réseau on trouve une substance fondamentale amorphe tout à fait transparente, traversée seulement par les prolongements ramifiés et anastomosés des cellules qui forment le noyau. L'apparence de ces noyaux est celle d'un myxome, néanmoins l'arrangement circulaire d'un certain nombre des éléments constitutifs du néoplasme, ressemblant à des coupes d'une lumière glandulaire, ne peut faire ranger d'emblée ces noyaux néoplasiques parmi les myxomes ou les myxo-sarcomes. Ces noyaux intra-dermiques sont quelquefois dans certains points tout à fait superficiels, on en trouve jusque dans les élevures pseudo-papillaires qui séparent les appareils pilo-sébacés de la surface du kyste. Quelques-uns de ces noyaux affleurent l'épiderme de revêtement. Dans aucune des coupes il n'a été possible de constater un rapport direct avec l'une des glandes voisines, ni avec le revêtement épidermique superficiel. Ces noyaux intra-dermiques ont une forme arrondie et des limites périphériques très nettes. Les plus petits même, visibles seulement au microscope, sont contenus dans des cavités préformées, vasculaires, et ont tout à fait l'apparence de noyaux métastatiques plutôt que celle de noyaux nés sur place. Dans les parties profondes on trouve des globules adipeux et sur quelques coupes des fibres musculaires striées, soit isolées, soit groupées en faisceaux, enfin des îlots cartilagineux dont l'un présente avec une netteté remarquable la forme d'un fer à cheval, faisant penser à un anneau de la trachée.

Sur des coupes de ces parties nettement dermoïdes du kyste, on trouve un volumineux amas d'apparence lymphoïde formé de petites cellules, soutenues par une charpente conjonctive très vasculaire. La charpente a au moins dans certains points un aspect réticulé mais il est impossible d'affirmer qu'il s'agit d'une formation lymphatique proprement dite. Cet amas visible à l'œil nu n'a, d'autre part, aucun des caractères des noyaux intradermiques d'apparence myxomateuse; sur d'autres coupes de la paroi dermique où à l'œil nu ces phénomènes n'étaient pas visibles, le derme présente des caractères particuliers. Dans la partie superficielle et même dans les parties profondes, il y a des traînées de cellules volumineuses, fusiformes nettement péri-vasculaires, traînées qui sillonnent le derme et, par place, rappellent l'angio-sarcome. De telle sorte que si on rapproche l'aspect de ces coupes de celui des coupes précédentes à noyau circonscrit, on est porté à considérer que les noyaux néoplasiques sont dus à une prolifération de cellules conjonctives péri-vasculaires, peut-être endothéliales avec transformation myxomateuse des éléments proliférés, les plus anciens du moins.

2° *Examen des portions profondes d'apparence sarcomateuse et polykystique.*

On a choisi pour l'examen des portions de la tumeur qui avaient une apparence un peu charnue et présentaient des kystes multiples de dimension variable. Les masses d'aspect uniforme sont formées de cellules variées, plongées au sein d'une substance finement granuleuse, formant un réticulum grêle n'ayant aucun des caractères du tissu conjonctif ordinaire. Parmi ces cellules, on en trouve un certain nombre qui ressemblent d'une façon frappante à des cellules nerveuses par leur noyau volumineux, le protoplasma finement granuleux, leurs prolongements à ramifications assez épaisses. Entre ces cellules, on en trouve d'autres plus petites, sans prolongements à noyau arrondi, quelques cellules ont même tout à fait l'aspect des cellules pyramidales ; ce qui achève la ressemblance avec une coupe de substance nerveuse, c'est l'existence çà et là de vaisseaux qui sont entourés par une véritable gaine, ressemblant à la gaine lymphatique des vaisseaux des centres nerveux.

En somme, dans cette partie de la coupe, la nature des cellules, leur disposition, la charpente et la vascularisation, tout rappelle la structure de la substance nerveuse.

Dans le voisinage de cette substance, on trouve des kystes très irréguliers comme forme mais plutôt arrondis. Ces kystes, la plupart vides, par évacuation de leur contenu, sont tapissés par un revêtement très net et régulier de cellules épithéliales à cils vibratiles.

Certains de ces kystes, surtout les plus petits, présentent un épithélium stratifié, épais ; le tissu au sein duquel ils sont plongés et sur lequel repose l'épithélium a tous les caractères de la substance nerveuse au moins dans beaucoup d'endroits. Il s'agit de tissu conjonctif ordinaire dans lequel on trouve très nettement des faisceaux de fibres musculaires lisses ; ces fibres se retrouvent au niveau de quelques-uns des kystes formant une mince lame sous-jacente à l'épithélium de ces kystes comme s'il s'agissait de la musculeuse d'une muqueuse ; pour retrouver cette couche musculaire sous-épithéliale, il faut, à cause de sa faible épaisseur, que l'attention soit attirée sur ce point. Les cils vibratiles qui garnissent la surface libre de l'épithélium kystique sont très nets et très bien conservés. Pour rappeler l'analogie avec un épithélium des voies respiratoires, on doit signaler l'existence de quelques rares glandes en grappes provenant de l'épithélium superficiel mais dont les cellules de revêtement ont subi une transformation calciforme. A ce point on ne trouve plus de cils vibratiles.

Sur des coupes d'une portion de la tumeur, au niveau de laquelle les kystes prédominent sur la charpente, on trouve des kystes déjà décrits, à revêtements de cellules cylindriques ciliées, régulières, sans élevures ; on en trouve quelques autres où la paroi interne présente une série d'élevures papillaires remarquablement régulières. Ces saillies papillaires sont formées par des masses épithéliales paraissant pleines ; à leur surface l'épithélium est calcifié et il n'y a plus trace de cils vibratiles, on pourrait y voir une ressemblance grossière avec les villosités intestinales. Au-dessous de ces élevures papillaires, il y a une puissante assise de fibres musculaires lisses, on n'en voit au niveau d'aucun autre kyste. La charpente est formée par du tissu conjonctif ordinaire, parsemée de traînées de fibres lisses et surtout de cavités régulièrement arrondies contenant des cellules, soit rondes, soit ramifiées, plongées dans une substance fondamentale. On trouve aussi, à côté des kystes épithéliaux déjà décrits, d'autres cavités arrondies ou ovalaires, de dimensions très variables.

Ces cavités qui contiennent une substance amorphe et des cellules irrégulières, hydropiques, ainsi que des détritus cellulaires, paraissent être des cavités kystiques glandulaires dans lesquelles l'épithélium de revêtement a subi une transformation muqueuse totale.

On trouve en effet des formes kystiques de transition entre les kystes à cellules caliciformes à revêtement continu et régulier et les kystes dans lesquels le revêtement épithélial a disparu et qui sont transformés en kystes à contenu muco-cellulaire.

D'après l'examen microscopique, il existerait donc à côté l'un de l'autre des kystes à cils vibratiles, avec revêtement de cellules ciliées et des kystes avec revêtement de cellules caliciformes, rappelant l'un, le revêtement de la muqueuse respiratoire, l'autre le revêtement de l'intestin. Ce qui augmente encore la similitude, c'est la présence, dans un grand nombre de points, d'une couche musculeuse, à fibres lisses, quelquefois très épaisse.

3° Examen de noyaux d'apparence myco-sarcomateuse contenus dans la cavité abdominale.

Les masses observées dans les noyaux métastatiques de la cavité abdominale ressemblent exclusivement aux noyaux que nous avons trouvés dans certaines portions du derme du kyste dermoïde, c'est-à-dire que ces masses sont formées de cellules étoilées ou fusiformes, juxtaposées de manière à dessiner un réseau, à trabécules irrégulières et à mailles généralement arrondies. Dans certains points de la préparation, ce sont les cellules et les trabécules cellulaires qui prédominent et sont épaisses, massives, dans d'autres points ce sont les mailles très larges et les trabécules qui sont grêles. Dans les mailles, on trouve une substance amorphe, transparente, sillonnée de très fins prolongements ramifiés et anastomosés ; les vaisseaux de ces noyaux métastatiques ne paraissent pas très nombreux. Par place on voit de grandes lacunes vasculaires et ailleurs des coupes de petits vaisseaux.

4° Des coupes ont été pratiquées dans la portion du kyste, au niveau du pédicule, là où il se continue avec l'utérus.

Sur ces coupes, entre les volumineux faisceaux de fibres musculaires lisses et dans l'intervalle du tissu conjonctif, on trouve des cavités vasculaires, arrondies, contenant des masses cellulaires, irrégulières, fusiformes, étoilées, remplissant et distendant les vaisseaux. Il y a eu à ce niveau pénétration du néoplasme à l'intérieur du système vasculaire, à partir de la tumeur.

Conclusion. — L'examen histologique est en faveur de l'origine *tridermique* de ce kyste ovarien et de la dégénérescence myxo-sarcomateuse de sa charpente.

De cette revue rapide, d'observations types, montrant les différentes formes anatomiques des dégénérescences des kystes dermoïdes, il ressort nettement que les divers néoplasmes présentent à peu près le même mode d'accroissement, d'abord intra-capsulaire, puis extra-caspulaire, par greffe aux points de contact, et que l'infection de l'organisme à distance par les voies sanguines et lymphatiques est exceptionnelle au début de la maladie.

De plus, si nous voulons montrer la fréquence des métastases, dans les cas de kyste dermoïde dégénéré, nous ne pouvons mieux faire que de fournir les résultats portant sur les cas recueillis et observés jusqu'à présent. Dans 16 observations de dégénérescence épithéliomateuse à forme pavimenteuse, nous avons rencontré 11 fois des formations métastatiques ; dans 8 cas de carcinomes, 8 fois des noyaux secondaires ; sur 7 sarcomes, 4 métastases.

Le seul cas d'endothéliome est exempt de généralisation. On doit donc considérer les formations néoplasiques secondaires comme très fréquentes, puisque, au total, on les rencontre 24 fois sur 32 cas.

CHAPITRE IV

Allures cliniques des kystes dermoïdes dégénérés.

I. — Diagnostic.

De l'examen attentif des observations que nous avons pu réunir, il ressort surtout ce fait, d'ailleurs cité : c'est qu'à partir de l'instant où la dégénérescence se produit, le kyste prend un accroissement notable de volume. Son existence qui, jusque-là, avait pu être méconnue, se révèle d'une façon tragique. Des douleurs irradiées, violentes, se propageant parfois dans la jambe correspondant à l'ovaire atteint, des phénomènes de compression du côté des viscères, se produisent par suite de l'augmentation rapide de la tumeur ; l'indication de ces douleurs dans le membre inférieur se retrouve bien nette dans douze de nos observations. Le plus ordinairement, la patiente souffrait d'une certaine gêne depuis quelques mois, parfois depuis plusieurs années, elle ressentait même des douleurs dans un des flancs, sans s'en inquiéter toutefois ; et brusquement les choses ont changé ; la tumeur est devenue plus perceptible et des névralgies intenses ont fait mander le praticien. Nous croyons que, dans ces cas, il est bon de songer à la possibilité d'une dégénérescence, bien que les signes puissent se montrer aussi dans une évolution simplement plus rapide du kyste.

Un autre signe peu signalé, nous a-t-il semblé, mais qui paraît avoir son importance, consiste dans la perception possible de frottements au palper, et dans les constatations de l'immobilisation progressive de la tumeur, lors de cette période troublée. Résultats de l'irritation de la capsule par l'envahissement du néoplasme, et des adhérences consécutives, ils éveillent l'idée d'une suractivité fonctionnelle.

De même la production d'une ascite plus ou moins considérable qui n'existait pas auparavant, sera un bon symptôme de malignité.

L'âge de la malade doit entrer aussi en ligne de compte et nous pensons, d'après nos recherches, que, passé cinquante ans, tout changement rapide dans l'allure clinique d'un kyste dermoïde soupçonné et suivi auparavant, est un bon indice de dégénérescence probable. En effet, notre statistique qui porte sur 32 cas de kyste dermoïde dégénérés, renferme 19 personnes âgées de 45 à 65 ans et seulement 5 dont l'âge ne dépasse pas 28 ans. Dans près de la moitié des cas, la dégénérescence s'établit donc après la ménopause.

Bien souvent, cependant, le diagnostic ne se pose que quand l'état général est définitivement touché et que la tumeur maligne a dépassé les limites du kyste et envahi peu à peu les organes du bassin. On assiste alors au cortège de la généralisation avec ses conséquenses, anorexie, amaigrissement, œdème, cachexie, et l'on demeure impuissant contre de tels ravages.

II. — Pronostic.

En face d'un kyste dermoïde, cliniquement constaté, le pronostic doit être des plus réservés. Comment répondre en effet de l'évolution d'une tumeur qui se trouve pour ainsi dire en état perpétuel d'imminence maligne et dont les autres complications sont si diverses et si fréquentes. Bien que la première terminaison soit plus rare avant 30 ans, il ne faudrait cependant pas s'autoriser du jeune âge de la malade, pour la croire moins probable. Il vaut toujours mieux mettre les choses au pire et craindre dans tous les cas une généralisation.

III. — Marche, durée, terminaison.

Ce que nous avons dit déjà peut faire augurer de l'imprévu que l'on peut rencontrer dans la marche des kystes dermoïdes dégénérés et de la variabilité de leur durée et de leur terminaison.

Plusieurs facteurs entrent ici en jeu et leur variation amènent forcément des différences notables : malignité plus ou moins grande du néoplasme, résistance faible ou longue de la capsule du kyste, mode de généralisation, soit par simple contact, ou par propagation veineuse ou lymphatique. Tout cela est à considérer et l'on comprend qu'aucune règle précise ne puisse être donnée. Disons simplement qu'après des étapes successives de durée variable, représentées par un développement plus grand de la tumeur, par la formation d'adhérences multiples, surtout dans le petit bassin, la production d'ascite et d'œdème dans les membres inférieurs et la paroi abdominale, par l'apparition de complications pleurales et un amaigrissement progressif, l'affection continue, le plus souvent sans arrêts, sa marche envahissante et se termine fatalement par la cachexie et le marasme. Ce schéma un peu bref nous paraît seul capable de donner une idée rapide et précise à ce sujet et résume assez bien les tableaux cliniques si variés que les observations présentent d'ordinaire.

IV. — **Traitement.**

Il nous semble qu'il ressort clairement de tout ceci, que le diagnostic, posé seul de l'existence d'un kyste dermoïde, suffit pour indiquer et commander même une intervention hâtive et radicale. Est-il possible d'hésiter et d'attendre alors que le pronostic peut s'assombrir d'un moment à l'autre et que la tumeur en question, bénigne actuellement, ou du moins considérée comme telle, peut devenir subitement maligne ? Il en est des kystes dermoïdes comme des tumeurs bénignes du sein, et on doit les enlever comme elles. Du reste, bien d'autres considérations militent en faveur de ce traitement énergique et nous avons vu les graves accidents pouvant encore survenir, hémorragies, infection, suppuration, torsion du pédicule, rupture. Pour toutes ces raisons, il faut donc conseiller l'opération qui sera du reste d'autant plus facile, d'autant plus satisfaisante, qu'elle sera faite plus tôt, avant que le kyste ne soit adhérent aux organes voisins.

L'intervention devra être complète. Il ne peut plus être question maintenant de traitements simplement palliatifs, tels que ponctions, injections irritantes...

Toute tumeur de l'ovaire, a dit Lawson-Tait, doit être enlevée. On procédera donc, suivant les préceptes de la chirurgie moderne, à l'extirpation complète, et l'on fera l'ovariotomie, opération devenue courante et bénigne entre des mains expérimentées. La présence de quelques végétations néoplasiques à la surface du kyste ne doit pas contre-indiquer l'intervention et la transformer en une simple incision exploratrice. Dans les cas difficiles le chirurgien redoublera de précaution pour éviter la contamination opératoire, et veillera à protéger le mieux possible le péritoine, les organes voisins et la paroi abdominale ; on a vu obtenir des succès, qui doivent encourager à entrer dans cette voie de thérapeutique hardie, la seule d'ailleurs qui puisse sauver la malade.

Toutefois, il faut savoir que de cruels mécomptes peuvent survenir, et qu'une récidive à marche galopante emporte de temps en temps l'opérée en quelques jours. Hofmeier cite deux cas observés par lui où les malades succombèrent ainsi, l'une 17 jours, l'autre 25 jours après l'ovariotomie.

Dans le premier fait, on n'avait trouvé dans le péritoine, au moment de l'opération, aucune trace de généralisation et cependant à l'autopsie, la totalité de la séreuse était revêtue d'une couche de carcinome haute d'un travers de doigt, tout l'épiploon était converti en une masse dure et épaisse, si bien qu'il paraissait impossible qu'on eût pu le trouver sain, quelques jours auparavant. Dans le second cas, il y avait déjà un commencement de métastase péritonéale au moment de l'opération. A ces observations malheureuses nous pouvons ajouter la nôtre, où la généralisation se fit aussi rapidement, et où la cachexie, par suite de l'envahissement des vaisseaux par le tissu cancéreux, fut complète en moins de deux mois.

Heureusement cette rapidité dans l'évolution des kystes dermoïdes dégénérés est l'exception et l'on tentera toujours l'ablation de ces tumeurs, à moins que l'état local et la santé générale ne permettent qu'une opération incomplète et par conséquent discutable.

OBSERVATIONS

I. — **Dégénérescence des épithéliums pavimenteux.**

Obs. VI et VII. — M. Babinski, interne des hôpitaux. — *In* Bulletin de la Société anatomique de Paris, mai 1882. — *Deux cas d'épithélioma pavimenteux ayant vraisemblablement pour point de départ un kyste dermoïde de l'ovaire.*

1er *cas.* — Épithélioma pavimenteux du duodénum, de l'épiploon, de l'ovaire, du foie, de la rate et du poumon droit. — Joséphine G..., âgée de 60 ans, entre au mois de septembre 1882 (service du Pr Cornil) à la Pitié. Rien à noter du côté des antécédents héréditaires. Le début de la maladie pour laquelle elle entre à l'hôpital remonte à trois mois ; à partir de cette époque elle a commencé à maigrir, à perdre ses forces, à avoir de la dyspepsie ; elle a eu de fréquents vomissements alimentaires et à plusieurs reprises des vomissements de sang. Voici ce que l'on constate à son entrée : la malade est très amaigrie et présente un teint jaune paille. La palpation de la région épigastrique est douloureuse et on sent à la partie droite de cette région une masse irrégulière située derrière la paroi abdominale et mobile. La percussion de la région épigastrique dénote une notable augmentation du volume de l'estomac. En même temps, en pratiquant la palpation de l'abdomen, on trouve une autre masse bien plus volumineuse, grosse comme une tête de fœtus, distincte de la précédente, mobile et située immédiatement sous la paroi abdominale dans le flanc gauche. L'examen des autres organes est négatif. On suppose qu'il s'agit là d'un cancer primitif du pylore et d'un cancer secondaire de l'épiploon. La malade s'affaiblit de jour en jour, a des vomissements très fréquents, quelques hématémèses ; la cachexie s'accuse de plus en plus et enfin elle succombe sans que les symptômes locaux se soient modifiés d'une façon sensible.

Autopsie. — L'estomac est distendu, congestionné, mais ne présente pas de cancer au pylore et la masse que l'on avait sentie siège à un centimètre à peine du pylore, dans le duodénum, dont elle occupe la première portion. Cette masse entoure le duodénum, dont la face muqueuse est irrégulière, ulcérée, fongueuse : à la coupe, le tissu est grisâtre et donne du suc au raclage. Le reste de l'intestin est normal. La tumeur que l'on avait sentie dans le flanc gauche occupe l'épiploon et adhère à l'intestin, dont les parois à ce niveau ne sont pourtant pas envahies par le néoplasme. Le foie présente dans son intérieur quelques noyaux cancéreux. Il en est de même pour la rate. Les deux ovaires présentent chacun le volume d'un gros marron et sont transformés en cancers ; l'ovaire gauche présente en plus une cavité kystique, libre à droite, adhérente à gauche à la masse cancéreuse ; cette cavité est absolument lisse sur la face interne. L'utérus, le vagin, la vulve, l'anus sont absolument sains. La cavité buccale et l'œsophage ne sont pas altérés. Le cœur est normal. Le poumon droit présente à la base quelques noyaux cancéreux.

L'examen histologique des tumeurs trouvées dans les divers organes montre que ces tumeurs sont constituées par de l'épithélioma pavimenteux lobulé ; les dentelures des cellules épithéliales se voient très nettement, comme dans le corps muqueux de Malpighi et il n'y a pas de doute à avoir sur la nature de la tumeur ; l'évolution épidermique n'est pas absolument complète ; en effet, les globes sont constitués par de grosses cellules contenant un noyau, non kératinisées par conséquent, et les cellules qui entourent les globes ne contiennent pas d'éléidine ; on a donc affaire à un épithélioma pavimenteux lobulé, muqueux. L'examen du kyste ovarique montre qu'il est tapissé par de l'épithélium pavimenteux, stratifié, muqueux.

C'est là un fait qui paraît bien étrange au premier abord : en effet, aucun des organes dégénérés ne présente à l'état normal d'épithélium pavimenteux ; ce cas paraît sortir absolument de la règle. Comment interpréter cette anomalie? Un des ovaires dégénérés présente, avons-nous dit, un kyste, indépendant par un de ses côtés, de la tumeur cancéreuse et se continuant avec elle par le côté opposé ; le kyste est lisse sur sa partie interne et ne paraît pas, étant donnés ces caractères, être le résultat de la dégénérescence kystique de la masse cancéreuse. Il est plus probable que le kyste, qui était tapissé par de l'épithélium pavimenteux, était un kyste dermoïde et que c'est aux dépens du revêtement épithélial de ce kyste que l'épithélioma de l'ovaire et consécutivement l'épithélioma des autres organes se sont développés. Ce kyste dermoïde aurait donc subi une dégénérescence épithéliomateuse à la manière des muqueuses et de l'épiderme. Cette interprétation paraît plus probable si on rapproche cette observation de la suivante qui nous a été communiquée par M. le Pr Cornil et que nous résumons.

2e *cas.* — Épithélioma des ovaires et du corps de l'utérus. — Il s'agit d'une femme qui, pendant la vie, présentait les symptômes d'un kyste ovarique ; une ponction avait donné issue à des cheveux ; le diagnostic avait été kyste dermoïde et l'ovariotomie avait été pratiquée.

Autopsie. — Elle montra ce que du reste on avait constaté pendant l'opération, que la tumeur adhérait au corps de l'utérus et à l'intestin ; le corps de l'utérus était dégénéré. L'examen histologique fit voir que l'on avait affaire à un épithélioma pavimenteux, lobulé, muqueux.

Ici, comme dans l'observation précédente, aucun des organes revêtus à l'état normal par de l'épithélium pavimenteux n'étaient malades. Les ovaires seuls et la partie supérieure de l'utérus étaient dégénérés. Ce kyste dermoïde affirmait sa présence par l'existence des cheveux et, à ce point de vue, ce cas est bien plus net que le précédent. L'interprétation invoquée dans la première observation est ici, d'après nous, encore plus plausible. Le kyste dermoïde paraît bien avoir été le point de départ de l'épithélioma.

Obs. VIII. — Leblanc. — Bulletin de la Société anatomique de Paris, 1896. *Kystes dermoïdes de l'ovaire. — Épithélioma.*

Femme, entrée salle E. Roy pour douleurs abdominales datant de six semaines et s'accompagnant de perte rapide des forces.

La région ombilicale est distendue par une tumeur dure, volumineuse, irrégulière, bosselée, très douloureuse à la pression et non fluctuante. Quelques frottements péritonéaux périphériques. Cul-de-sac vaginal postérieur empâté ; frottement à la base des deux poumons.

Laparotomie le 4 mai. A l'ouverture du péritoine il s'échappe du liquide ascitique sanguinolent. Une tumeur ovarienne, du volume d'une tête de fœtus à terme et située à gauche, est extirpée après ligature du pédicule à la soie.

L'ovaire gauche, du volume d'une mandarine, est également enlevé. Il existe des noyaux cancéreux sur l'épiploon, le mésentère et un véritable chou-fleur sur le péritoine pariétal, au-dessus et à droite de la vessie.

A l'examen, l'ovaire gauche forme une tumeur poly-kystique avec contenus divers, brun, ocre jaune, grisâtre, épais ou liquide.

L'ovaire droit, plus petit, laisse échapper une masse de cheveux baignant dans un liquide huileux ; puis un véritable mamelon recouvert de poils longs et soyeux ; le mamelon est recouvert d'épiderme ; il contient à son centre un petit lipome et à sa base une dent irrégulière et recouverte d'émail.

En recherchant alors soigneusement dans les débris du gros kyste gauche, on trouve, au milieu de la masse, une petite poche du volume d'une noisette et contenant des cheveux et de la matière sébacée.

En somme, il s'agit d'un kyste dermoïde bilatéral de l'ovaire avec dégénérescence cancéreuse et généralisation.

Obs. IX. — Himmelfarb. — Centralblatt für gynækologie, 1896. — *Épithélioma pavimenteux greffé sur un kyste dermoïde. — Généralisation à la vessie.*

Femme âgée de 55 ans. Ménopause depuis 10 ans. Tumeur depuis un an ayant subi un rapide accroissement depuis 4 mois. Il y a quatre semaines, ouverture dans la vessie. Mort trois jours après son admission, par épuisement. Pus dans l'abdomen. Kyste avec des parois épaisses et un pédicule. A l'intérieur de la tumeur, deux colonnes de tissu charnu ; sur la paroi postérieure, nombreux cheveux. Dans la portion inférieure de la tumeur, deux saillies tubéreuses formées par un tissu friable. Perforation de la vessie. A la place de l'ovaire droit, nodosités.

L'ovaire gauche est transformé en un kyste dermoïde de la grosseur d'une pomme. L'examen des nodosités montre que l'on a affaire à de l'épithélioma.

La structure est la suivante: tissu de liaison avec de petits interstices ronds, alvéolaires, nids remplis de cellules épithéliales à évolution cornée. C'est un cancroïde pavimenteux greffé sur un kyste dermoïde.

Obs. X. — Heschl. — Prager Vierteljahrschrift, 1860, Bd 68. — *Épithélioma pavimenteux greffé sur un kyste dermoïde. — Pas de généralisation.*

Femme de 45 ans, six grossesses. Depuis quelques années, tumeur abdominale, ponction exploratrice dans le vagin.

Mort au quatrième jour. Tumeur grosse comme une tête d'enfant, à droite, recouverte par les intestins.

C'est un kyste dermoïde garni de poils en partie blancs, à surface inégale, d'un gris sale, fétide, ulcéré, pus dans l'abdomen. A droite, les parois du kyste sont épaisses.

A l'examen microscopique on trouve un stroma de tissu en liaison avec des cavités allongées dans lesquelles se trouvent des masses de cellules, les unes en forme de bouteille, les autres avec des prolongements en forme de massue.

La muqueuse de l'intestin est saine. L'ovaire droit est ratatiné.

Diagnostic. — Kyste dermoïde de l'ovaire combiné à un épithélioma pavimenteux.

Obs. XI. — Veit. — Zeitschrift für geburstund gynœkologie, 1890. — *Transformation cancéreuse des parois d'un kyste dermoïde.*

Il s'agissait d'un kyste dermoïde suppuré, situé à droite avec une transformation cancéreuse des parois, qui s'étendait jusqu'au bord gauche de l'utérus qui adhérait au kyste.

A gauche, les annexes manquent entièrement. A la place de ceux-ci est un kyste dermoïde très adhérent à l'épiploon sans connexion avec les organes génitaux. C'est un kyste ovarien, séparé par torsion et adhérant encore à quelques tractus qui représentent les annexes.

Obs. XII. — Dr Henry Masson. — Service de M. le Pr Poncet. — *Épithélioma pavimenteux greffé sur un kyste dermoïde.*

C... Marie, 53 ans, entrée à la clinique chirurgicale de M. le Pr Poncet le 1er juin 1896 pour y être opérée d'une tumeur. Quoique d'un aspect un peu sénile elle est pourtant encore vigoureuse et n'accuse dans ses antécdents aucune affection sérieuse avant celle qui l'amène à l'hôpital.

Mariée, elle a eu une seule grossesse normale, terminée par un accouchement des plus simples; fils vivant et en bonne santé. Il y a trois ans la ménopause s'est produite sans incident, sans que l'écoulement sanguin ait présenté des caractères spéciaux d'abondance ou d'altération pendant les mois qui précédèrent la suppression des règles.

Il y a quatre ans la malade commença à ressentir de la pesanteur dans la fosse iliaque gauche, sans tumeur appréciable et sans aucun trouble du côté de l'intestin ou des organes génitaux urinaires. Jusqu'en décembre dernier les phénomènes persistèrent sans modification notable, avec des intervalles d'accalmie absolument irréguliers. C'est à cette époque que la malade s'aperçut de la présence d'une grosseur dans la fosse iliaque gauche; progressivement, depuis, les dimensions de l'abdomen allèrent en s'accroissant, en même temps que le ventre devenait plus lourd, plus douloureux spontanément à la palpation. Depuis un mois, constipation opiniâtre.

A l'examen, l'abdomen se présente saillant comme dans une grossesse à six mois; une tumeur à contours arrondis, remontant jusqu'à l'ombilic, occupe la région médiane sous-ombilicale. Elle est peu étalée dans les flancs. La surface en est assez lisse. Pourtant on perçoit, à travers les téguments, une ou deux nodosités en saillie sur la face antérieure. De consistance résistante elle ne donne néanmoins pas la sensation de fluctuation vraie. Matité à la percussion de la tumeur, tout le reste de l'abdomen est sonore.

Au toucher l'utérus est trouvé à la hauteur normale; col sain peu scléreux; cul-de-sac postérieur occupé par une masse peu en saillie, peu résistante, mobilisée avec la tumeur dont les déplacements sont eux-mêmes transmis à l'utérus.

Rien de particulier au toucher rectal; l'hystéromètre ne peut être introduit jusqu'au fond de la cavité à cause d'une antéflexion qui ne détermine pourtant aucun trouble vésical.

Le diagnostic posé est celui de tumeur kystique de l'ovaire; probablement kyste dermoïde à cause des douleurs accusées par le malade.

Le 4 juin, laparotomie dans la position de Treudelenbourg. Opération par M. le Pr Poncet.

On arrive sur une tumeur intra péritonéale, adhérente par une surface de 1 à 2 centimètres carrés avec le péritoine pariétal antérieur. Pas de fluctuation nette par le palper de la masse mise à nu. Aussi M. le Pr Poncet préfère traiter cette tumeur comme un néoplasme solide, sans ponction avant la luxation au dehors. L'incision ayant été un peu agrandie, la tumeur est luxée partiellement et se présente alors avec un pédicule étroit dépendant du ligament gauche, tout contre la corne utérine gauche.

Pince sur le pédicule, section.

La tumeur tient encore par sa face postérieure à l'S iliaque. Heureusement ce sont des adhérences lâches en connexion avec les appendices graisseux du gros intestin, le dégagement en est facile.

Dans le pédicule ont été prises d'autres adhérences intestinales; on ne fait donc pas de ligature en masse, mais, après fixation du pédicule libéré, tous les vaisseaux qui donnent sont liés isolément. Hémostase facile. Toilette du péritoine pelvien à la gaze iodoformée ; pas d'autre noyau visible.

Suture de la paroi à un seul plan.

Les suites opératoires ont été des plus simples; un seul pansement au douzième jour pour retirer les fils. La malade se lève le vingtième jour et quitte l'hôpital le 27 juin.

Examen microscopique de la tumeur. — La masse est développée aux dépens de l'ovaire gauche dont on ne voit pas d'autre vestige, tandis qu'on trouve accolée à elle l'extrémité évasée de la trompe et une partie du ligament large.

Dimensions d'une tête d'enfant; contours arrondis; consistance telle qu'on ne peut affirmer la fluctuation. Parois de couleur gris rosé avec un peu de vaisseaux. On trouve, à la face extérieure, quelques bosselures et de petites végétations de nature probablement épithéliale.

A l'incision, jaillit une grande quantité de liquide qui devait être sous forte tension immédiatement après son issue, car les parois de la poche se rétractent assez fortement. Ce liquide a une couleur café au lait, contient en suspension un grand nombre de grumeaux blancs ou bruns; sa consistance est crémeuse, mais il ne se coagule pas dans le vase laissé à la température ambiante. Quantité, 1,200 centimètres cubes. Densité, 1,025.

La poche est uniloculaire; et après l'issue du liquide on a entre les mains une paroi épaisse de 2 à 3 millimètres, sauf un point notablement épais et sur la description duquel nous reviendrons. Presque partout, la paroi est lisse et ressemble à celle d'une séreuse épaissie; elle est recouverte, en plusieurs endroits, par des dépôts plus ou moins adhérents et qui s'enlèvent par le grattage, véritables écailles, les unes nacrées, les autres brun mat.

Dans le point épaissi, la structure est tout autre : si l'on enlève les dépôts qui se trouvent à ce niveau, on tombe sur une surface tomenteuse, dure, de 5 ou 6 centimètres de diamètre et qui a une consistance fibreuse ; c'est dans la région correspondant à cette altération de la paroi interne que l'on trouve aussi, sur la paroi externe, des productions exubérantes d'aspect néoplasique. En pratiquant dans tout le tissu des coupes au bistouri, on reconnaît qu'il s'agit bien certainement d'une dégénérescence épithéliomateuse.

Donc, on doit être en présence d'une vieille poche de kyste dermoïde ayant subi une dégénérescence épithéliomateuse partielle et récente, peut-être aussi d'une inflammation d'origine microbienne. La nature dermoïde de la tumeur est affirmée par la présence dans le liquide d'une dizaine de poils blonds de 5 centimètres de longueur. Quant à l'inflammation microbienne, elle sera vérifiée par les cultures, l'examen microscopique direct au Gram n'ayant pas permis de déceler de micro-organismes.

Examen histologique. — Les coupes ont porté sur deux séries de fragments : série A, fragments de la paroi la plus mince sans bourgeons apparents ; série B : fragments pris dans la portion épaisse bourgeonnante et d'apparence épithéliomateuse de la paroi.

Série A. — Les coupes ont toutes un aspect à peu près identique avec des détails de structure simple. Sur presque toutes pourtant, le revêtement épidermoïde interne a disparu complètement, soit par suite d'une faute de technique, soit par inflammation ancienne. De sorte que la paroi kystique est alors réduite à des stratifications conjonctives beaucoup plus denses et moins vasculaires du côté du bord interne, plus lâches et sillonnées de nombreux vaisseaux au voisinage de la limite externe.

Là, en outre, les faisceaux conjonctifs sont infiltrés et dissociés par une quantité de cellules jeunes, à gros noyau fortement coloré, dont les dimensions se rapprochent davantage de celle des leucocytes que des cellules épithéliales néoplasiques que nous décrirons tout à l'heure. Pourtant, comme les vaisseaux, à ce niveau, ne présentent pas d'altérations inflammatoires, on est en droit de se demander s'il s'agit là de simples globules blancs en diapédèse ou, au contraire, d'un début d'envahissement cancéreux.

Série B. — Ici les coupes diffèrent plus entre elles ; pourtant on peut les ramener toutes au type suivant, demi-schématique.

A un faible grossissement, la paroi dégénérée se présente (obj. I et obj. II, Reichert) avec un stroma conjonctif lâche, coloré en rose par le picrocarmin, constitué par des faisceaux grêles et très ondulés piqués d'une grande quantité de cellules d'aspect divers, les unes en amas autour des vaisseaux embryonnaires, les autres coulées entre les faisceaux et suivant leur disposition. De ces cellules, les unes plus petites sont évidemment des globules blancs ; les autres, au contraire, ont les caractères généraux des éléments épithéliaux constituant les amas disséminés dans ce stroma.

Ces amas épithéliaux revêtent les formes les plus diverses. Par place, ils ont la disposition pseudo-acineuse du carcinome alvéolaire typique ; ailleurs ils se prolongent en traînées effilochées qui se perdent peu à peu, sans apparence de limitation dans le stroma, tout à fait denses ou, au contraire, uni ou pluri-stratifiés avec des lacunes entre leurs éléments, ils demandent pour l'étude de leurs détails internes à être examinés à un plus fort grossissement.

A la périphérie, ils se terminent par coupure brusque sans donner de revêtement épithélial continu.

A un fort grossissement (obj. VI, Reichert), on constate dans la structure des cellules, des amas, des différences sensibles ; pourtant elles ont toute entre elle ce point commun qu'elles ne présentent point de pointes de Schultze et qu'elles n'arrivent pas à former des globes cornés à écailles bulbeuses absolument typiques.

Dans ces amas denses, pseudo-acineux, les cellules jeunes, à très gros noyau rouge vif, ont un protoplasma granuleux et rosé et sont accolées les unes aux autres sans ordonnance spéciale, prenant par pression réciproque des contours polygonaux; çà et là, au milieu d'un amas, apparaît un élément beaucoup plus volumineux à noyau granuleux en vue de fragmentation et à protoplasma plus clair.

Ailleurs les cellules épithéliales sont disposées en une ou plusieurs rangées, comme au hasard, mais avec une quantité plus considérable de gros éléments à noyau fragmenté, à protoplasma plus réfringent, semé de ces corpuscules rouge vif brillant que Rüssel avait appelés corpuscules à fuschine et qu'il considérait, à tort, comme un stade du développement des sporozoaires parasites du cancer. Entre ces cellules apparaît déjà une substance amorphe, jaune orange ou jaune franc, avec les réactions de la substance cornée vis-à-vis du picrc-carmin.

Ailleurs, enfin, substance cornée et gros éléments plus ou moins altérés constituent la masse et se poursuivent plus ou moins loin dans le stroma.

Ce stroma peu vasculaire présente de nombreux éléments cellulaires ; les uns, rouge vif, petits, surtout autour des vaisseaux et qui sont des leucocytes; d'autres colorés en rouge brun, allongés avec un noyau étiré lui-même suivant leur grand axe, doivent représenter les éléments musculaires normaux du tissu ovarien, mais la plupart sont des cellules épithéliales semblables à celles des amas et témoignent de l'infection à distance.

D'après ces détails, il est évident qu'on se trouve en présence d'un épithélioma pavimenteux stratifié, développé sur une paroi de kyste dermoïde; l'absence de pointes de Schultze que l'on a constatée, d'ailleurs dans d'autres cancers ectodermiques (tels que le carcinome des glandes de Meibomius) est due probablement à ce que les cellules du type épidermique ont commencé à édifier la tumeur alors qu'elles se trouvaient à un stade fort peu avancé de leur développement.

Enfin s'il n'y a pas de globes cornés bulbeux, du moins ces productions cornées d'aspect divers, telles qu'on les rencontre si souvent dans les cancroïdes, témoignent assez ici de l'origine des cellules.

OBS. XIII. — BIERMANN. — Prager Med. Wochenschrift. 1885, n° 21, page 201. — *Épithélioma pavimenteux greffé sur un kyste dermoïde. — Généralisation au péritoine et à l'intestin.*

T...' K..., femme de 21 ans, célibataire, entrée à la clinique du Pr Gussenbauer, le 21 avril 1884; la malade se plaignait de douleurs datant de 4 mois et ayant pour siège une tumeur abdominale immobile, s'étendant de l'hypocondre droit à l'hypocondre gauche. Comme date d'apparition de la tumeur, la malade accusait une chute faite 4 mois auparavant sur le côté droit du bassin. Réglée à 12 ans. Dernière menstruation en février 1884. Les règles apparaissent au commencement, toutes les semaines et plus tard régulièrement toutes les 4 semaines.

Diagnostic clinique. — Carcinome de l'ovaire droit, plus tard hydrothorax et ascite. Mort dans le marasme le 12 mai. Autopsie, le 13 mai, par le Pr Chiari. La situation respective des organes abdominaux était bouleversée par une tumeur grosse comme 4 têtes d'adultes, qui se trouvait en union intime avec les organes génitaux. L'intestin tout entier était refoulé en haut et paraissait fortement comprimé. Le péritoine épaissi était, à de nombreux endroits couvert d'excroissances conjonctives, injectées et ecchymotiques. Sur le péritoine, recouvrant ce diaphragme, on voyait des noyaux de la grosseur d'une noix qui étaient le siège d'hémorragies nombreuses. Sur le foie se trouvaient des noyaux de la tumeur principale ayant le volume d'un pois et couchés sur la convexité du lobe droit.

En disséquant la tumeur, on voyait que celle-ci était en union intime avec la vessie et l'utérus. Ces organes paraissaient repoussés en avant par cette tumeur, pendant que le rectum, fortement comprimé par elle, était repoussé en arrière et à gauche. Un prolongement de la tumeur pénétrait dans le cul-de-sac de Douglas, comprimant le vagin et le rectum ; les trompes étaient en rapport avec la face intérieure de la tumeur, tiraillées et allongées. L'ovaire droit était entièrement détruit par la masse. De l'ovaire gauche il ne restait plus qu'une petite partie encore reconnaissable.

La coupe de la tumeur à gros grains montrait un néoplasme entièrement rempli de petites cavités kystiques. La plupart des ganglions rétro-péritonéaux avaient subi la dégénérescence cancéreuse.

Ici et là se trouvaient les lamelles cartilagineuses et, au microscope, les cavités kystiques offraient les caractères de l'épiderme. La description histologique très consciencieuse peut se résumer en ceci : on voyait au microscope une prolifération très active d'une tumeur cancroïdale épidermique, qui parcourait ce tissu en formant des nids et des colonnes et formait des amas de cellules cancroïdales avec de nombreuses boules perlées. Il s'agissait d'un épithélioma pavimenteux dont les cellules cancroïdales rappelaient d'une façon parfaite les caractères particuliers des tissus épidermiques qui leur avaient donné naissance.

Obs. XIV. — Pottien. — Dissert. inaugurale, Iéna, 1887. — *Epithélioma pavimenteux greffé sur un kyste dermoïde. Généralisation à l'intestin.*

A... K..., femme de 38 ans, entrée à la clinique de gynécologie le 23 avril 1887. Réglée à 17 ans, 3 accouchements. Après le premier, en janvier 1876, pendant quelques semaines, pertes sanguines, variables en quantité, survenant surtout après des efforts. Après le deuxième accouchement, en

1876, pertes sanguines ayant duré quatre semaines et causant une grande faiblesse de l'accouchée. Troisième accouchement en 1880.

Quelques mois après, après une injection, cette femme eut des pertes de sang très abondantes. Depuis ce temps les pertes sanguines et les règles se supprimèrent et la malade se remit lentement pendant la durée d'une année.

Depuis Noël, frissons intenses, douleurs spasmodiques dans le bas-ventre surtout après les efforts, perte d'appétit. On découvre une tumeur dans le bas-ventre. La malade se plaint d'une sensation de pesanteur, de compression par la tumeur, d'élancements dans le flanc droit, de faiblesse, d'étourdissements et de perte d'appétit.

25 *avril* 1887. — Femme amaigrie, anémiée ; par la palpation de l'abdomen, on sent une tumeur s'élevant du bassin à 10 centimètres au-dessus du bord supérieur de la symphyse. Circonférence de l'abdomen = 81 centimètres et demi. Cette tumeur a une forme globuleuse, une surface assez lisse, quelques nodosités sont sensibles au toucher. Consistance dure. Cette tumeur, qui est mobile, a un volume répondant à celui d'une grossesse de 12 à 14 semaines.

Par le toucher rectal, on sent la partie postérieure de la tumeur qui est bosselée.

10 *juin*. — Examen sous chloroforme par le Dr Schultze ; on sent une tumeur portant sur l'utérus atrophié et comprimé à droite contre les parois du bassin. La partie postérieure de la tumeur est plus inégale et plus dure. Sur les côtés de la tumeur on a une vague impression de fluctuation. La tumeur est légèrement mobile.

La surface du rectum est irrégulière, raboteuse du côté droit qui est en contact immédiat avec la tumeur. Les parois du rectum ne sont pas mobiles sur la tumeur dont la partie supérieure possède une expansion ferme mais évidemment élastique, presque fluctuante.

Diagnostic. — Tumeur kystique de l'ovaire gauche. On craint la nature maligne de la partie inférieure du kyste.

30 *juin*. — Vomissements, douleurs dans l'aine, pression de l'abdomen douloureuse.

Opération. — Une partie de l'épiploon se trouve, à droite, fixée par la tumeur. Les adhérences de la tumeur sont très nombreuses ; le côlon descendant se trouve, à droite, accolé à la tumeur à l'endroit où l'examen a révélé une muqueuse à peine mobile. On ne pratique pas de ponction de la tumeur dont le contenu est certainement infectieux. Adhérences de l'épiploon à la tumeur. Après le dégagement des adhérences, la tumeur se trouve ouverte en un point à droite, par où s'écoule un liquide jaunâtre, ressemblant au contenu des kystes dermoïdes.

Le fond du cul-de-sac vésico-utérin est comblé par une masse dure.

Le côlon descendant est soudé à la tumeur par une masse lardacée : en essayant de le dégager, le côlon descendant est ouvert.

La tumeur est détachée, mais non totalement, il reste une masse de tissu néoformé sur le plancher pelvien, on suture l'intestin dans l'incision abdominale.

Ni vomissements, ni nausées, mort dans le collapsus le 12 juillet.

Autopsie. — Ganglions volumineux blancs. Du petit bassin s'élève une masse de nouvelle formation, montrant à sa partie intérieure une ulcération gris noirâtre assez tendue.

La mésentère de l'iléon est épaissi et présente quelques nodosités petites et grises. L'appendice est inclus dans la masse.

Hydronéphrose à droite.

La muqueuse de la paroi postérieure de la vessie est unie, par une surface d'une pièce de 5 marks, à une tumeur garnie d'une quantité d'excroissances dont le volume varie de celui d'une tête d'épingle à celui d'un pois.

La paroi antérieure du rectum est entourée par une tumeur dure, de la grosseur d'une pomme, d'une forme irrégulière.

La tumeur que l'on a extirpée est un kyste dermoïde de l'ovaire de la grosseur d'un œuf d'oie, rempli d'une grande quantité de cheveux blonds éclatants et d'une bouillie grasse, jaunâtre. Les parois sont légèrement bossuées, irrégulières, assez épaisses, jaunes à la coupe, lardacées, brillantes. Sur sa paroi postérieure est attaché un morceau d'intestin épaissi, pénétré jusqu'à la muqueuse par des masses de nouvelle formation.

L'examen microscopique montre, sur une coupe faite à travers les parois du kyste, un stroma conjonctif fibreux avec de nombreuses cellules en fuseau et des alvéoles typiques remplies de cellules cancroïdales.

Le stroma conjonctif est infiltré par endroits. L'autre ovaire n'est pas kystique.

Obs. XV. — Krukenberg. — Archiv. fur gynœkologie, 1887. — *Epithélioma pavimenteux corné greffé sur un kyste dermoïde, généralisation à l'épiploon et à la cavité de Donglas.*

Femme âgée de 43 ans, ayant accouché 11 fois. Dernier accouchement il y a 4 ans. Règles irrégulières depuis un an, ne durant que 2 jours. Admise à l'hôpital le 6 décembre 1886.

Cachexie, pas d'ascite. Dans l'abdomen, tumeur bosselée grosse comme une noix, située dans la cavité abdominale.

Dans le petit bassin, tumeur dure, irrégulière, s'élevant en haut, à 4 centimètres au-dessus de la symphyse. Plusieurs tumeurs grosses comme des cerises à sa surface.

Diagnostic. — Tumeur carcinomateuse de l'ovaire. Ovariotomie le 18 décembre par M. le Pr Veit. Petite tumeur carcinomateuse de l'épiploon que l'on enlève. La tumeur principale n'est nulle part adhérente. Long pédicule. On extirpe la tumeur. Dans le fond du bassin, on trouve plusieurs nodosités non mobiles dans la cavité de Douglas.

L'une d'elles paraît être l'ovaire droit. Fermeture de la plaie, guérison. La tumeur ovarienne que l'on vient d'extirper a le volume d'une tête d'enfant et présente plusieurs bosselures dures. La plupart sont lisses à leur superficie, quelques-unes sont facilement enlevées. L'examen fait reconnaître deux kystes dermoïdes dont l'un est gros comme le poing, l'autre comme une noix, le premier a un contenu graisseux, assez semblable à du vernix caseosa avec des cheveux entremêlés. L'épaisseur des parois est variable. Dans la paroi se trouvent des masses osseuses grosses comme des fèves. Les parties les plus minces nous montrent un revêtement cutané peu développé qui, dans les parties les plus épaisses, ordonnées en îlots, nous montre un développement beaucoup plus marqué. On trouve dans ces points le début d'une dégénérescence carcinomateuse. Une excroissance dans le voisinage du pédicule possède les caractères typiques du carcinome.

La plus grande partie des parois du kyste est considérablement plus épaisse, elle se montre comme un épithélioma pavimenteux gisant au milieu des couches stratifiées du tissu conjonctif extérieur, en partie rompu et isolé dans des cavités spéciales.

Le deuxième kyste, plus petit, nous montre une structure plus simple et porte sur sa face interne de petites plaques d'os.

Ce n'est que sur une circonférence de 15 millimètres de diamètre que le carcinome du kyste dermoïde n° 1 a pénétré dans la lumière du kyste n° 2.

La tumeur de l'épiploon a la même structure que le carcimone du kyste dermoïde.

C'est donc un cas de kyste dermoïde dont les îlots cutanés ont subi la dégénérescence cancéreuse.

Ce carcinome est un cancroïde corné qui, se propageant vers l'intérieur et l'extérieur, amenait la formation de noyaux métastatiques dans la cavité abdominale par ses bourgeons extérieurs et principalement dans la cavité de Douglas et dans l'épiploon.

Obs. XVI. — Souligoux. — Bulletin de la Société anatomique, 1892. — *Épithélioma diffus avec évolution graisseuse des cellules greffé sur un kyste dermoïde.*

La nommée Bracq, âgée de 28 ans, réglée à 14 ans, mariée à 18 ans, a toujours été bien réglée. De trois enfants, deux sont morts. Son dernier accouchement date d'il y a 4 ans.

Il y a six mois, avortement de deux mois environ. Les douleurs que cette femme éprouve datent de sa deuxième grossesse. il y a sept ans. Son accouchement fut normal.

Trois ans après, nouvelle et dernière grossesse, mais quatre jours après ses couches, cette femme a eu de la fièvre, des douleurs vives et des vomissements ; elle est restée six semaines au lit. Au bout de deux mois, sa santé s'était complètement rétablie, elle ne souffrait plus et n'avait même pas de leucorrhée. A la suite de l'avortement, il y a six mois, elle a eu un nouvel accès de fièvre, mais elle a pu néanmoins se lever au bout de cinq jours.

Depuis cette époque, elle a continuellement souffert non seulement dans l'abdomen, mais aussi dans la cuisse droite ; elle est ordinairement constipée.

L'apparence de santé de cette femme est excellente.

A l'examen on constate l'absence de leucorrhée ; la lèvre inférieure du col est cependant légèrement ulcérée ; la cavité utérine mesure 9 centimètres.

L'utérus est légèrement abaissé et porté en avant. On sent en combinant le palper abdominal au palper vaginal une tumeur dure, bosselée, située dans le cul-de-sac postérieur.

Elle semble se continuer avec l'utérus et donne la sensation d'un utérus en rétroversion ; mais en immobilisant l'utérus on constate leur indépendance absolue. Cette tumeur est extrêmement mobile. On fait la laparotomie et dans le cul-de-sac postérieur on trouve une tumeur, du volume d'un œuf d'autruche, enclavée dans le cul-de-sac de Douglas. Il est difficile de l'en extraire et on est obligé d'agrandir l'incision.

Du côté opposé, l'ovaire kystique est enlevé. L'opération terminée, trois plans de suture ont été faits. L'on incise la tumeur et l'on voit qu'elle est constituée par une quantité de petites poches contenant un liquide huileux.

Dans une poche, la plus volumineuse de toutes, se trouve un amas sébacé considérable, blanc grisâtre, mélangé de poils nombreux à coloration blonde. Cette poche présente une papille assez volumineuse sur laquelle s'implantent des poils.

La guérison se fait sans incidents. Au septième jour les points de suture sont enlevés.

Examen histologique. — La poche a été examinée par M. Pilliet, préparateur d'histologie à la Faculté. Il a étudié la papille et les parois des petits kystes. La papille est constituée par des amas extrêmement volumineux de glandes sébacées, groupées par lobes, au nombre de 15 à 20, autour d'un poil follet minuscule.

Les lobes sont plongés au milieu d'un tissu fibreux, dense, doublé çà et là de lobules adipeux. L'épithélium est pavimenteux, stratifié, à couches cornées. Du côté périphérique de la papille, au milieu des lobules adipeux se trouvent deux petits fragments de cartilage élastique entourés de tissus fibreux.

On trouve encore développé dans le tissu fibreux un petit morceau d'os, sous forme de plaques. Cet os n'a que des canaux de Havers peu développés et ne présente d'ostéoplaste qu'à son centre. Les cellules incluses dans ce tissu calcifié ont les caractères des cellules périostiques.

En étudiant les cellules sébacées les plus volumineuses, on en trouve un certain nombre qui présentent leurs cellules pariétales groupées en forme de plaques à noyaux multiples.

Quant aux parois des petits kystes, elles sont formées d'un stroma conjonctif, au milieu duquel on rencontre des cellules adipeuses, des capillaires dont l'endothélium est composé de cellules cubiques, comme chez l'embryon et la formation de cavités kystiques.

Le début de ces cavités kystiques est marqué par la séparation des fibres conjonctives, écartées par des cellules géantes qui ont le caractère des cellules à myéloplaxes que l'on rencontre dans les sarcomes osseux. A un degré plus avancé, ce sont de petites cavités, remplies de substance mélycérique amorphe. Ces cavités sont également revêtues par ces mêmes cellules géantes, quelquefois aplaties, de façon à ne tapisser les parois que d'une mince couche de protoplasma, présentant çà et là des renflements correspondant aux amas de noyaux. Sur des cavités plus grandes on voit le revêtement constitué par des cellules épithéliales polymorphes, volumineuses, à un seul noyau, entre lesquelles se trouve çà et là, une cellule géante. Si l'on s'en tient à l'aspect de la dernière cavité, on peut admettre que la tumeur représente un épithélioma polymorphe kystique, sécrétant de la graisse, et dans les points les plus jeunes, un épithélioma dont les cellules, en vue de division très active, ont conservé l'aspect de plaques à noyaux multiples.

En examinant les points les plus épais de la paroi, on tombe sur de grandes vacuoles tapissées par des éléments à plusieurs noyaux ou à noyaux en voie de division. Ces éléments en voie d'évolution graisseuse recouvrent non seulement la paroi interne des cavités, mais aussi les saillies villeuses qui traversent celles-ci. Le stroma est, en beaucoup de points, infiltré de cellules dispersées dans ce tissu conjonctif. L'aspect, en ces points, est celui d'un véritable épithélioma diffus, avec évolution graisseuse des cellules. La paroi se rapproche, en cet endroit, à mesure qu'on se rapproche de la périphérie, de celle du stroma ovarien normal et l'on distingue, très près de la surface, un grand nombre d'ovules petits, sous couche granuleuse bien développée. Sur une coupe, on trouve même un ovisac en voie de maturité, ayant en son centre l'ovule entouré par des cellules de la granuleuse. Ainsi donc, l'ovaire si dégénéré, en apparence, a conservé en certains points sa structure normale.

OBS. XVII. — ECKARDT. — Zeitschrift für Geburshilfe und gynækologie. — *Kyste dermoïde et endothélioma de l'ovaire gauche. — Noyaux secondaires dans l'ovaire droit.*

Femme de 46 ans. Tumeur solide de l'ovaire gauche de la grosseur d'une tête d'adulte. Utérus ayant la grosseur qu'il a dans une grossesse de 3 mois.

Opération. — La tumeur, non adhérente, avec un prolongement dans le bassin, est enlevée en totalité après ligature du pédicule.

L'utérus étant le siège de myomes est enlevé ainsi que l'ovaire droit. Les suites de l'opération furent mauvaises. Élévation de température ; vomissements et collapsus pendant trois jours. Mort le quatrième jour. Dans l'abdomen pas de signes de péritonite, mais injection de la séreuse du duodénum on trouve quelques caillots sanguins, gros comme le poing d'un enfant, en quantité insuffisante pour expliquer la mort qui doit être attribuée à une dégénérescence du muscle cardiaque.

Description de la tumeur. — Tumeur ovarienne gauche dont la plus grande circonférence égale 70 centimètres, la plus petite perpendiculaire à la première 35 millimètres, poids 4,200 grammes. La surface nous montre un certain nombre de bosselures ; en deux points diamétralement opposés se trouvent deux grosses élevures dont l'une a le volume du poing d'un enfant de deux ans et se montre à la coupe comme un kyste dermoïde typique, à son extérieur matière caséeuse, longs cheveux blonds et une dent bien formée. Ce kyste est séparé du reste de la tumeur par une cloison épaisse et spongieuse de tissu connectif, l'autre élevure se montre à la loupe comme une masse opaque grise ,de la consistance du cerveau.

La plus grande partie de la tumeur se compose d'un tissu crevassé, feuilleté par endroits et parsemé d'un certain nombre de cavités kystiques plus ou moins grosses, dont les mailles se montrent sous la forme de trabécules de couleur rouge brun sale. Les cavités kystiques en question qui sont à la périphérie sont encore remplies de sang.

L'examen microscopique montre qu'il s'agit dans ce cas d'un sarco-endothéliome greffé sur un kyste dermoïde de l'ovaire ayant et pour point de départ les vaisseaux nourriciers de ce kyste.

L'ovaire droit qui, macroscopiquement, ne paraissait pas malade, présente à l'examen microscopique de petits noyaux secondaires possédant une structure identique à celle de la tumeur principale.

OBS. XVIII. — Registre du laboratoire d'anatomie pathologique de la Faculté de médecine de Lyon, mai 1888.

Examen microscopique de la paroi d'un kyste dermoïde opéré par M. le Pr Fochier. L'opération avait été pénible à cause d'adhérences solides et nombreuses.

Guérison opératoire, récidive et mort par généralisation. Parois du kyste dermoïde, infiltrées par un épithélioma corné très caractéristique ; deux caractères témoignent d'une bénignité relative, ce sont le caractère adulte des cellules et d'autre part le caractère allongé en bâtonnets des noyaux qui révèle un stade d'évolution déjà avancé. Pas d'éléments suppuratifs.

Obs. XIX. — Krebsig. — Virchow Archiv, volume 75, 1882.

Krebsig rapporte en quelques mots le cas d'un kyste dermoïde ayant subi une dégénérescence maligne qu'il a opéré le 29 mai 1881.

Jusqu'ici l'état de la patiente est bon. Cependant, au commencement de décembre, on trouve à l'examen des noyaux suspects dans le tissu conjonctif siégeant entre la vessie et l'utérus.

Obs. XX. — Chavannaz. — Société d'obstétrique, de gynécologie et de pœdiatrie de Bordeaux, 1897. — *Dégénérescence épithéliomateuse d'un kyste dermoïde de l'ovaire.*

Femme de 56 ans, qui depuis 2 ans présentait des pertes aqueuses légèrement rosées et qui depuis la même époque souffrait de rétention d'urine et d'accès d'obstruction intestinale.

La tumeur est formée d'une vaste poche dans l'intérieur de laquelle se trouve une masse du volume d'une petite mandarine, formée de poils fins entremêlés et détachés de la peau.

Cette poche a des parois d'épaisseur extrêmement inégale, minces en avant ; elles atteignent en bas et en arrière une épaisseur de 3 centimètres et demi. En ce point la tumeur forme une masse du volume d'un gros poing d'adulte.

Le liquide kystique est verdâtre ; son aspect est celui du pus.

Les coupes pratiquées montrent que la paroi est formée d'une couche conjonctive surmontée d'un épithélium pavimenteux stratifié.

Par places, cet épithélium a proliféré et on peut le voir se continuer avec des bourgeons épithéliaux qui pénètrent dans l'épaisseur de la paroi conjonctive et donnent la structure typique de l'épithélioma pavimenteux tubulé.

II. — **Dégénérescence carcinomateuse proprement dite.**

Obs. XXI. — Thumim. — Arch. f. Gynäkl, t. III, 3. — *Dégénérescence carcinomateuse d'un kyste dermoïde de l'ovaire.*

Femme âgée de 65 ans, entrée à la clinique du Pr L. Landeau, à Berlin.

On avait déjà constaté chez elle, dix-neuf années auparavant, l'existence d'une tumeur abdominale. Trois ans plus tard la malade fut prise de symptômes de péritonite. On diagnostiqua à cette époque un fibro-myome utérin. A partir de ce moment la tumeur commença à s'accroître peu à peu sans donner lieu toutefois à des phénomènes alarmants; mais au cours de la dernière année survinrent de violentes douleurs abdominales accompagnées d'un amaigrissement notable. Lors de son entrée à la clinique, l'état de la patiente était le suivant:

Son ventre faisait une saillie considérable causée par un néoplasme du volume d'une tête d'adulte, à surface lisse et de consistance dure. Le toucher vaginal montrait que la matrice était repoussée en avant par la tumeur. Cette dernière paraissait immobile, ce qui fit supposer qu'il existait des adhérences étendues entre le néoplasme, la paroi abdominale et l'intestin. Une palpation minutieuse de la tumeur permit de constater, en outre, qu'elle offrait du côté gauche une partie bosselée et particulièrement dure. Une ponction exploratrice révéla qu'il s'agissait d'un kyste dermoïde. Au cours de l'opération, pratiquée par M. Landeau, on reconnut que la tumeur avait effectivement contracté des adhérences avec la paroi abdominale ainsi qu'avec l'épiploon et l'intestin. L'opérateur réussit cependant à isoler le néoplasme dans toute son étendue, sauf dans la partie située à gauche, où il présentait la dureté dont nous avons parlé et des adhérences intimes avec la paroi de l'abdomen.

L'examen histologique d'un fragment de la tumeur prélevé à ce niveau ayant prouvé que l'on avait affaire à un cancroïde, M. Landeau, après avoir extirpé en totalité le kyste dermoïde, réséqua la portion abdominale qui adhérait à la néoplasie, puis ferma la plaie qui en résultait au moyen de sutures au fil d'argent.

Les suites opératoires furent des plus simples et la malade put quitter la clinique vingt-quatre jours après l'intervention.

La paroi kystique présentait deux plaques de dégénérescence cancéreuse, dont l'une avait 13 centimètres de diamètre, tandis que l'autre occupant le pôle opposé du kyste ne mesurait que 2 à 3 centimètres. Le tissu dont elles étaient formées offrait au microscope l'aspect typique du cancroïde.

Quatre mois après l'opération, il se produisit une récidive intra-abdominale du côté droit, à laquelle la malade succomba deux mois plus tard sans nouvelle intervention.

Obs. XXII. — Wahl. — Petersburger Med. Wochenschrift, 1883. — *Carcinome greffé sur un kyste dermoïde.*

Femme de 26 ans. Tumeur remontant jusqu'à l'ombillic, découverte il y a un an. Ovariotomie. Adhérences de la tumeur bosselée avec l'épiploon et le côlon ascendant. Les parois de ce dernier dans le territoire qui confine à la tumeur sont farcies de nodules de la grosseur d'une noix. Résection étendue de l'intestin.

Guérison. — La tumeur se présentait comme un kyste dermoïde avec des boucles de cheveux longs d'un pied. Les parois et le pédicule étaient infiltrés par des nodosités qui offraient toutes le caractère de carcinome alvéolaire avec une substance fondamentale myxomateuse.

Point de renseignement sur l'autre ovaire.

Obs. XXIII. — Mermet. — *In* Bulletin de la Société Anatomique de Paris. 1896. — *Kyste muco-dermoïde de l'ovaire. — Aspect adénoïde et dégénérescence carcinoïde.*

Femme de 66 ans, opérée en ville par notre maître M. Schwartz. Nous serons bref sur l'histoire de cette malade, n'ayant pu la suivre nous-même.

Il s'agit d'une femme cachectique, à teinte terreuse dont les premiers accidents paraissent avoir été des phénomènes d'obstruction intestinale chronique et auraient débuté il y a un an environ. Depuis cette époque, les accidents sont allés progressivement en augmentant et il y a 6 mois est apparue une tumeur abdominale.

Actuellement celle-ci occupe toute la région hypogastrique et iliaque gauche, bombant nettement à la vue et repoussant la paroi abdominale de ce côté ; cette tumeur est arrondie, irrégulière de surface, de consistance ferme et élastique, fluctuante en certains points. Au toucher on sent que cette masse fait saillie dans le cul-de-sac vaginal correspondant et qu'elle est manifestement développée aux dépens des annexes utérines gauches. La tumeur est doulooureuse à l'exploration. Il existe aussi des douleurs spontanées vives et des accidents d'obstruction intestinale lente avec débâcle de temps à autre.

Le 22 *avril* 1896. Extirpation de la tumeur par la laparotomie. La tumeur a pris naissance au niveau de l'ovaire gauche ; elle est adhérente à l'épiploon, mais relativement assez pédiculée. On constate de plus qu'il existe au niveau de l'anse pelvienne du côlon, un peu au-dessous du promontoire, une tumeur annulaire, qu'on ne peut enlever et qu'on est obligé de laisser en place. Il n'existe pas d'ascite ni de propagation péritonéale de la tumeur, mais les ganglions du méso côlon pelvien sont envahis secondairement.

Examen de la tumeur. — Le néoplasme, développé manifestement aux dépens de l'ovaire gauche, a le volume d'une tête d'enfant de 10 ans. On constate qu'il est nettement bilobé.

La portion la plus interne de la masse, celle qui se trouvait sur la ligne médiane quand la poche kystique était en place, est formée par un kyste du volume d'une orange, de coloration grisâtre à surface lisse et régulière. La paroi de ce kyste épaisse de 2 millimètres ayant été incisée, il en sort un liquide butyreux, au milieu duquel plonge une touffe de poils longs, soyeux et rares. Ceux-ci s'insèrent en différents points de la poche, en quelques bouquets rares. La surface interne du kyste offre un aspect à peu près lisse, légèrement plissé par endroit, de coloration blanc jaunâtre analogue à celle de l'épiderme macéré.

L'autre portion de la tumeur qui, située en dehors de la précédente, s'élevait au-dessus du détroit supérieur et occupait dans la grande cavité abdominale une situation obliquement ascendante à gauche, offre le volume des deux poingts à grand axe transversl. Cette poche kystique offre une coloration gris rosé analogue à l'albuginée de l'ovaire. Sa surface externe est à peu près lisse dans les parties supérieures; en avant et en arrière au contraire il existe surtout du côté externe des bosselures plus ou moins volumineuses qui correspondent à des subdivisions du kyste; à la partie inférieure le péritoine fait défaut et là se trouvait le pédicule du kyste dont l'un occupe une surface de 3 centimètres de côté. Sur la face externe de cette poche, on voit encore quelques cicatrices étoilées, radiées, analogues aux dépressions cutanées qui correspondent dans les néoplasmes du sein aux adhérences de la tumeur à la peau de la mamelle.

La paroi du kyste a environ 2 millimètres d'épaisseur; en arrière où elle est doublée par la tumeur qui adhère à la face interne on peut difficilement en apprécier l'épaisseur. La consistance de ce kyste est variable. En avant il est en un point manifestement fluctuant et se rompt même en ce point au moment de l'opération; il en sort un liquide jaunâtre, gélatineux, puriforme. Les portions postérieures de la tumeur sont résistantes, de consistance solide; l'incision du kyste va justifier cette manière de voir.

A l'incision on trouve en effet une tumeur constituée par une poche centrale à laquelle sont annexés plusieurs kystes de moindre importance. La partie antérieure de la grande poche est libre et la surface interne en est à peu près régulière, quoique recouverte de blocs colloïdes et d'un détritus pulpeux. De la partie postéro-supérieure du kyste se détache une masse qui proémine dans la cavité et offre un volume un peu supérieur à celui du poing. Cette masse a une surface externe adhérente à l'enveloppe du kyste, sa surface interne est irrégulière, recouverte d'un magma gris rougeâtre, granuleux par endroit, légèrement visqueux dans d'autres; un courant d'eau peut difficilement les détacher; on voit qu'il se continue insensiblement avec le néoplasme lui-même, qu'il n'est pas un produit de sécrétion, mais bien de dégénérescence. La consistance de cette tumeur est molle, elle rappelle celle de l'encéphaloïde dans les parties les plus consistantes; dans les plus internes au contraire, en voie de ramollissement, le doigt peut pénétrer facilement. A la longue, la surface de section est criblée de petites dépressions de tailles les plus diverses qui correspondent à des microkystes divisés par le couteau et desquelles font souvent saillie sur les coupes de petits blocs gélatineux, colloïdes; dans les parties internes, là où la tumeur est en dégénérescence, la cohésion des éléments constituants est plus grande, la masse n'est plus criblée à l'œil nu, mais compacte, toute entière solide. La coloration de la surface de coupe est gris rosé, couleur saumon; à la partie moyenne et en avant, on trouve les traces d'hémorragies en voie de régression qui se sont faites au sein de la tumeur; le tissu de celles-ci a toutes les colorations des épanchements sanguins en modifications; rougeâtre, jaune verdâtre, etc. Le processus hémorragique semble avoir eu lieu sur toute la partie antérieure du kyste, au niveau de la zone dégénérée de la tumeur; nous verrons plus loin sur les coupes histologiques la cause de ces infiltrations sanguines. La surface de section donne au raclage un liquide grumeleux, gris rose, abondant et miscible en partie à l'eau; les petits kystes annexiels à la poche principale donnent à la coupe un liquide gélatineux, brunâtre, visqueux et filant.

Examen histologique. — La masse postérieure, néoplasique, saillante dans la cavité kystique, est celle qui a sollicité nos recherches histologiques; nous avons laissé l'examen du kyste dermoïde sans intérêt microscopique apparent.

Cette masse centrale intra-kystique correspond à une énorme prolifération pariétale, ayant subi diverses altérations. Elle répond au type décrit par Waldeyer sous le nom de kyste proliférant, glandulaire de l'ovaire; elle en diffère cependant par quelques points complémentaires. A un faible grossissement (obj. 20 occ. 1, Vérick) les coupes ont l'apparence de tissu glandulaire; on y trouve un tissu cellulaire délicat, criblé d'orifices ou d'alvéoles arrondis, réguliers, de dimensions les plus variables; les plus petits ont quelques dixièmes de millimètre de diamètre, les moyens qui sont en plus grand nombre ont un à un millimètre et demi, les plus gros sauf deux ou trois dépassent à peine un centimètre. On voit en somme qu'il y a toutes les transitions entre les plus fines dilatations kystiques et les cavités les plus considérables comme la poche principale. Les alvéoles sont en outre si serrées les unes contre les autres que les espaces interstitiels apparaissent en certains points comme accessoires sur ces coupes et qu'on dirait une fine dentelle dont les mailles seraient en partie remplies par des produits que nous étudierons plus loin. La paroi de ces cavités se continue de plus sans transition avec le tissu cellulaire ambiant; à la surface interne de celle-ci se trouve un épithélium que nous décrirons tout à l'heure.

Dans une certaine zone de la pièce, la plus antérieure, celle par conséquent qui baigne dans le contenu de la poche principale, cet aspect cribriforme, adénomateux disparaît; on constate que cette portion est formée par les produits de sécrétion et de dégénérescence de l'épithélium glandulaire d'un vaste kyste uniloculaire peu végétant. Ces produits se colorent faiblement par les réactifs, ont l'apparence, tantôt de matière colloïde, tantôt de débris cellulaires en voie de dégénérescence muqueuse et granulo-graisseuse, au milieu desquels on distingue encore des noyaux plus ou moins bien conservés et dissociés. Çà et là dans la masse, on reconnaît des éléments embryonnaires groupés autour de vaisseaux sanguins très délicats, bourrés de globules rouges et points de départ des épanchements sanguins qui colorent la masse intrakystique, et lui donnent la teinte saumon que nous avons signalée.

Un plus fort grossissement (obj. 6, occ. 2 Vérick) permet de mieux nous rendre compte des lésions.

Dans les points à aspect adénoïde ou adénomateux, on retrouve les glandes si bien décrites par Waldeyer, de Sinéty, Malassez et Poupinel. Nous décrirons successivement les formations glandulaires, le stroma et ses dépendances.

Les formations glandulaires ou mieux pseudo-glandulaires ont, comme parois, une couche conjonctive et une couche épithéliale. La première est formée de cellules plates, tenues les unes contre les autres en rangs serrés, applaties parallèlement à la surface libre des kystes ; nous n'avons pas retrouvé à la surface de cette couche, l'apparence d'un endothélium sous-épithélial décrit par quelques auteurs ; ce que nous avons vu souvent, c'est que la rangée la plus interne des cellules connectives se tasse davantage et que les cellules qui la composent prennent alors vaguement l'aspect d'un endothélium. La couche épithéliale ou centrale est dans la plupart des points séparée de la précédente par un espace vide ; cela est dû, sans doute, au séjour de la pièce dans les alcools, et à la rétraction plus grande du contenu des kystes. Sur ces petites formations adénoïdes la couche épithéliale est plane et uniformément étalée ; sur les gros kystes, elle dessine des replis élégants, mais peu élevés dans l'épaisseur desquels la couche conjonctive sous-jacente s'invagine. L'épithélium est constitué dans la plupart des cavités par une couche unique ou double, de cellules polygonales, un peu plus hautes que larges, à gros noyau ovalaire, allongé perpendiculairement à la surface libre, plus rapproché de la base des cellules que de leur sommet et pourvu de granulations chromatiques abondantes. Nombre de cellules sont transformées en véritables kystes contenant une boule de mucine. A la surface de l'épithélium, on voit des granulations mucipares issues des cellules, formant par endroits un vrai réticulum. Dans d'autres cavités kystiques, surtout dans celles pourvues de végétations, dans les plus grandes par conséquent, l'épithélium est cylindrique, tantôt en une seule couche, tantôt en plusieurs assises ; il n'existe ni cils vibratiles, ni plateau à la surface de ces cellules. C'est surtout dans les poches où l'épithélium est cylindrique que les cellules ont subi la dégénérescence mucoïde. Enfin, dans quelques cavités kystiques, on trouve un épithélium presque pavimenteux stratifié. On voit en somme qu'il existe toutes les variétés d'épithélium dans ces formations glandulaires ; ce polymorphisme est d'ailleurs fréquent et bien connu.

Le contenu des alvéoles est formé par des débris cellulaires et les sécrétions de ces cellules; il apparaît sous forme d'une masse faiblement colorée en jaune par l'acide picrique, tantôt agglomérée en amas arrondis, tantôt disposée en couche uniforme. Çà et là, dans l'intérieur de cette masse, on retrouve des noyaux de cellules conservés; à mesure qu'on se rapproche de la paroi kystique, les éléments épithéliaux reprennent leur aspect normal. On y rencontre, en plus des blocs de mucine, quelques cellules leucocytaires, des corps hyalins signalés par Spencer Wells. Ajoutons que, comme l'épithélium, le contenu n'est pas identique dans toutes les cavités kystiques; dans certaines, par exemple, la prolifération épithéliale et la dégénérescence muqueuse sont si actives que le contenu est presque tout entier formé par des éléments cellulaires.

Le stroma inter-alvéolaire est en général très peu abondant; les formations kystiques se touchent presque les unes les autres; dans certains points pourtant il est assez développé et représente de véritables centres. Les cellules connectives qui le constituent sont disposées sans ordre, sauf au niveau des épithéliums glandulaires où elles se tassent et prennent part à la formation de la paroi conjonctive des kystes. Ce stroma est parcouru par des vaisseaux à parois minces et fragiles et dont le volume est en relation avec celui des travées inter-glandulaires.

Nous venons d'étudier l'aspect commun de la masse morbide. Dans d'autres endroits, il diffère cependant; on constate la transformation de cette masse d'adénome cylindro-cellulaire en véritable carcinome cylindrique. Ici les formations glandulaires tendent à disparaître, à perdre leur disposition régulière que nous avons décrite. Le stroma se trouve infiltré par des boyaux cellulaires pleins de force et de dimensions très inégales.

Il nous reste à dire quelques mots sur la dégénérescence spéciale subie par la masse centrale du kyste dans sa portion antérieure, de ce magma à apparence caséeuse. A un fort grossissement on trouve qu'il est constitué par une substance grenue, teinte en jaune par l'acide picrique, ne prenant pas les réactifs colorants, formé par la dégénérescence granulo-graisseuse et muqueuse des cellules épithéliales. Dans cette masse on retrouve en plus des noyaux libres et des cellules pariétales à divers degrés de désorganisation ; nous avons déjà mentionné plus haut la présence de corps hyalins, des leucocytes, ajoutons-y celle de grosses cellules granuleuses à double contour, signalées par Quénu dans sa thèse. Notons enfin, et c'est là un point intéressant, que le magma caséeux est parcouru par des vaisseaux dilatés, remplis de globules rouges dont la paroi est composée d'un endothélium excessivement fragile, doublé extérieurement d'une couche de substance amorphe ; tout autour de ces vaisseaux, il existe une prolifération embryonnaire abondante.

Réflexion. — Ce cas nous paraît susceptible des remarques suivantes :

1° Le volume de la tumeur est à noter; rarement dans les kystes mixtes de l'ovaire, le kyste dermoïde ou fibreux atteint ces dimensions et est ainsi indépendant du kyste mucoïde ;

2° L'existence d'un noyau secondaire épithélial sur le rectum est aussi exceptionnelle, en l'absence de lésion péritonéale. Poupinel ne signale le fait que 5 fois sur 203 cas de tumeurs secondaires à des kystes ovariques;

3° Au point de vue macroscopique, nous rappellerons l'aspect si spécial de la masse proliférante glandulaire, faisant saillie dans la cavité kystique principale, et développée aux dépens de la paroi même de celle-ci, dans laquelle se sont invaginées des formations pseudo-glandulaires ;

4° Au point de vue histologique, nous noterons les 3 points suivants :

a) La disposition adénoïde ou adénomateuse de la tumeur centrale (adénome, cylindro-cellulaire, des allemands, kyste avec production, adénoïde des auteurs français, néoformation épithéliale typique).

b) La transformation de cette masse en certains points en carcinome véritable. (Carcinome épithélial de quelques auteurs, néoformation épithéliale typique des auteurs allemands.)

c) Enfin la dégénérescence de celle-ci et la vascularisation de produits dégénérés. Ces modifications et les aspects divers des kystes muco-dermoïdes de l'ovaire sont, il est vrai bien connus, surtout depuis les travaux de Waldeyer, Coblenz, Olshausen, et Schrœder, nous ne croyons pas cependant qu'on pût trouver un cas aussi net que celui-ci où le polymorphisme des épithéliums et leur mode d'agencement soient aussi remarquables.

Obs. XXIV. — Pommier. — Thèse, Strasbourg, 1864. — *Cancer greffé sur deux kystes dermoïdes. — Généralisation au mésentère et à l'intestin.*

Catherine B..., 48 ans, réglée à 21 ans; elle fait remonter à 20 ans l'apparition de la tumeur qu'elle porte dans l'abdomen. Après être restée très longtemps stationnaire, cette tumeur aurait pris, il y a environ 4 mois, un développement rapide qui a déterminé des symptômes de compression du tube intestinal, avec dyspnée, céphalalgie. La malade a vu ses forces et son embonpoint décliner et a été obligée de s'aliter, il y a 6 semaines.

Actuellement, teint pâle, terreux, traits amaigris. Abdomen très augmenté de volume, donnant $0^{m},52$ de circonférence, dont $0^{m},28$ pour la 1/2 circonférence du côté gauche. Réseau veineux sous-cutané très apparent. A la palpation on constate l'existence d'une tumeur s'étendant en hauteur depuis la symphyse du pubis jusque dans le creux épigastrique, et en largeur, depuis l'épine iliaque antéro-supérieure droite jusqu'à cinq travers de doigt de l'épine iliaque gauche.

Tumeur dure, résistante, présentant dans sa partie supérieure gauche et inférieure droite deux saillies considérables donnant une sensation de fluctuation obscure. Tumeur non mobile.

On constate par le toucher, dans le cul-de-sac antérieur, l'existence d'un tumeur dure et arrondie.

Inappétence, nausées, constipation, polakyurie sans polyurie; pas d'œdème des membres inférieurs. Irradiations douloureuses dans les cuisses.

26 *janvier.* — Hecht pratique une ponction de la partie supérieure gauche de la tumeur. Issue d'un liquide jaune brunâtre, dense, mêlé de grumeaux constitués par des globules de graisse; c'est donc un kyste dermoïde.

Mort par cachexie le 14 février.

Autopsie. — Les parois abdominales sont fortement adhérentes à la tumeur. L'ovaire gauche est remplacé par une tumeur considérable ayant 26 centimètres de largeur, 17 de hauteur et 15 d'épaisseur et pesant 1,610 grammes. Cette tumeur peut être décomposée en trois autres principales faisant corps entre elles. La première, placée sur la ligne médiane, est formée par une masse cancéreuse. La deuxième est placée à la partie inférieure et postérieure droite de la première. La troisième occupe la partie inférieure et postérieure gauche de la tumeur cancéreuse.

La tumeur n° 1 est constituée par un carcinome dur, criant sous le scalpel, présentant une surface blanche, d'apparence fibreuse, parsemée de petites incrustations calcaires.

La tumeur n° 2 est formée par une poche à parois épaisses, lisses, recouvertes de quelques poils rares et contenant une masse graisseuse, pesant 670 grammes, riche en poils et contenant une incisive.

La tumeur n° 3 possède des parois d'épaisseur variable; son intérieur présente deux poches, toutes deux remplies de matière sébacée et de poils.

L'intestin présente, disséminé sur sa surface, un grand nombre de petites tumeurs rudes, lisses, faisant relief, du volume de grosses fèves, dont quelques-unes sont ulcérées.

De fortes adhérences unissent la tumeur à l'estomac et au pancréas.

Du côté droit, ces éléments cancéreux se sont propagés jusque dans le foie, de façon à faire corps avec ce parenchyme hépatique.

L'ovaire droit est surmonté d'un kyste solide, de nature dermoïde de la grosseur d'une tête de fœtus à terme.

De même que l'intestin, le mésentère est recouvert de petits agrégats cancéreux.

OBS. XXV. — POMORSKY. — Centralblatt fur gynœkologie, 1889. — *Dégénérescence carcinomateuse d'un kyste dermoïde de l'ovaire droit.*

Pomorsky, assistant du Dr Martin, présente à la Société de gynécologie de Berlin un cas de dégénérescence carcinomateuse d'un kyste dermoïde de l'ovaire droit, enlevé le 30 janvier 1889, par laparotomie, à une femme âgée de 49 ans.

La tumeur a la grosseur d'une tête d'enfant; elle consiste en un gros kyste contenant une épaisse pelote de cheveux, de débris épithéliaux accolés et de cristaux de cholestérine.

La surface interne du kyste est raboteuse et la paroi, qui offre de nombreuses nodosités, constituées par des adhérences, présente à la base de la tumeur le reste de l'ovaire dégénéré en noyaux durs et en nodosités.

De celui-ci partent des productions molles, spongieuses en forme de houppes qui s'étendent jusqu'à l'intestin.

L'examen microscopique confirme le diagnostic de dégénérescence carcinomateuse on ne retrouve pas trace des tissus normaux de l'ovaire.

Obs. XXVI. — Rocher. — *Correspondanz blatt f. Schweizer Aerste* 1877. — *Kyste dermoïde ayant subi une dégénérescence carcinomateuse. — Généralisation à l'autre ovaire.*

Femme âgée de 50 ans. Tumeur ovarienne grosse comme la tête depuis trois mois, ovariotomie. Blessure de la vessie sur laquelle la tumeur carcinomateuse a empiété. L'autre ovaire est dégénéré en une tumeur grosse comme un œuf de poule. Mort vingt-quatre heures après. Il s'agissait, comme le montre l'examen de la tumeur par le Pr Langhaus, de kyste dermoïde des deux côtés avec touffes de poils, dents, glandes sébacées, ayant subi une dégénérescence carcinomateuse.

III. — **Dégénérescence sarcomateuse.**

Obs. XXII. — Unverricht. — *Centralblat für chirurgie* 1879. — *Breslauer aertzliche Zeitschrift* 1879. — *Dégénérescence sarcomateuse d'un kyste dermoïde. — Généralisation à tous les viscères.*

Verf rapporte d'abord l'histoire clinique de la malade et les résultats de l'autopsie. Il s'agissait dans ce cas d'un kyste dermoïde de l'ovaire, ayant subi une dégénérescence sarcomateuse. Des noyaux secondaires sarcomateux, se trouvaient dans l'utérus, le péritoine, la plèvre et dans presque tous les viscères. Il ne s'agissait pas de la coexistence d'un kyste dermoïde de l'ovaire et d'un sarcome primitif siégeant en un endroit quelconque de l'organisme et ayant amené les métastases; on peut affirmer que le point de départ de ces noyaux secondaires était la tumeur ovarienne.

Obs. XXVIII. — Cohen. — *Zeitschrift für geburst und gynœkologie* (Bd XII).

Cohen cite, dans une statistique des tumeurs malignes opérées par Schrœder, un cas de « dermoïdsarcome » avec guérison de la malade.

Obs. XXIX. — Paul Reclus. — Publiée dans le Bulletin médical, 1893. — *Dégénérescence sarcomateuse d'un kyste dermoïde. — Généralisation au côlon et au méso côlon.*

Femme de 63 ans, sans antécédents héréditaires ni personnels.

Réglée à 15 ans. Ménopause à 51 ans. Six grossesses normales. Entre dans le service le 28 décembre 1892.

Il y a 5 mois, elle éprouva dans le bas-ventre, une vague sensation de pesanteur qui augmenta peu à peu jusqu'à devenir d'abord une gêne véritable, puis une douleur, ensuite une souffrance des plus vives. En même temps, l'abdomen augmente de volume et sous sa partie antérieure, se dessine une tumeur.

État général assez bon, un peu d'amaigrissement.

A la palpation, on sent, dans l'abdomen, entre la symphyse et l'ombilic, une tumeur arrondie, mobile en tous sens et fluctuante. Vers la partie supérieure on sent une bosselure plus dure et adhérente à l'épiploon, agglutiné en masse résistante.

L'utérus parait libre et le cul-de-sac aussi.

Diagnostic. — Kyste mucoïde sans adhérences.

Opération le 2 janvier. — Ponction du kyste après ouverture des parois abdominales ; expulsion d'un liquide louche et brunâtre.

On essaie d'attirer la poche flasque au dehors ; elle cède, en effet, après la déchirure de quelques adhérences, quand, tout à coup, on aperçoit une masse surajoutée qui semble le pôle supérieur, très épaissi, de la tumeur et qui adhère intérieurement au côlon transverse et à son méso côlon.

Décortication des plus pénibles.

La tumeur extirpée nous présente trois parties : un grand kyste mucoïde typique et un second kyste développé pour ainsi dire dans les parois du premier. C'est un kyste dermoïde typique nous présentant un derme recouvert de cellules épidermiques, poils implantés dans leurs follicules munis de glandes sébacées ; matière butyreuse semblable à du mastic et contenue dans l'enchevêtrement de cheveux abondants et longs.

Ce kyste dermoïde, de la grosseur du poing, est coiffé, à sa partie supérieure et à sa partie postérieure, par une tumeur, masse friable, adhérente à l'épiploon, au côlon transverse et au méso côlon. l'extirpation de la tumeur entraînerait la résection du côlon. On y renonce en voyant les infiltrations cancéreuses s'étendant jusqu'à l'insertion vertébrale du méso côlon.

La tumeur déchirée saigne beaucoup, on unit les bords de l'intestin à la limite du néoplasme avec la paroi du ventre, tout en refermant le péritoine.

Pansement compressif. — Guérison de la plaie trois semaines après l'opération.

Malade revue quelque temps après ; amaigrissement extrême, cachexie. Champignon extérieur mesurant environ quinze centimètres de diamètre, présentant, sur le côté droit, un prolongement anfractueux.

L'examen microscopique de la tumeur coiffant le kyste dermoïde montre que l'on a affaire à un sarcome dont les éléments fuso-cellulaires sont groupés en faisceaux et en tourbillons irrigués par des vaisseaux abondants sans parois propres et comme creusés dans la trame morbide.

Obs. XXX. — Biermann. — Prager Medicinische Wochenschrift, 1885. — *Dégénérescence sarcomateuse d'un kyste dermoïde. — Pas de généralisation.*

Femme âgée de 30 ans, ayant eu une santé parfaite jusqu'à l'âge de 22 ans, où elle s'aperçut d'une tumeur abdominale, dont elle fait remonter l'origine à une chute sur le côté droit. Quelques semaines après cette chute, qui n'avait causé aucune lésion, elle remarqua, pour la première fois, dans l'hypocondre droit, une tumeur arrondie, mobile, de la grosseur d'un œuf de poule, qui s'était développée lentement, sans causer autre chose que quelques fatigues passagères.

Depuis trois ans étaient survenues, à plusieurs reprises, des nausées avec fièvre et douleurs dans l'abdomen ; depuis ce moment, la malade, après chaque marche un peu longue, se plaignait de faiblesse et de dyspnée.

Les règles étaient régulières, revenant toutes les quatre semaines. Vingt jours après l'extirpation de la tumeur qui eut lieu le 28 novembre 1884, la malade quittait l'hôpital complètément guérie.

Examen de la tumeur qui pèse 2,640 grammes et a le volume de la tête d'un adulte. Elle consiste en un tissu solide, résistant à la coupe, sauf à sa partie médiane où existent quelques points ramollis. On voit dans ce tissu quelques kystes remplis d'un liquide huileux ; contre la surface se trouve une cavité ayant à peu près le volume d'une pomme remplie de cheveux longs et bruns et d'une bouillie jaunâtre.

La tumeur est entièrement entourée par une coque résistante de tissu fibreux. Les parois de la kyste dermoïde présentent une épaisseur variant de 5 millimètres à un demi-millimètre ; elles possèdent plusieurs papilles recouvertes de cheveux épais et longs de 10 à 15 centimètres. Les parties les plus épaisses de ce kyste sont celles qui ne sont pas recouvertes par le tissu de la tumeur et qui forment, à elles seules, les parois du kyste.

A l'examen microscopique, la tumeur se montre comme un sarcome typique à grosses cellules en fuseau présentant çà et là des paquets de cellules bien ordonnées et dans d'autres endroits des cellules disséminées sans ordre.

Les coupes qui comprennent, sur une même préparation, les parois du kyste dermoïde et le tissu sarcomateux, nous montrent ce qui suit : Les couches les plus profondes de la formation dermoïde offrent les caractères des couches superficielles de la peau ; pas traces de papille. Chorion très épais. Glandes sudoripares atrophiées. Il n'y a pas de tissu cellulaire sous-cutané, mais immédiatement en contact avec le tissu conjonctif fibrillaire du chorion, se trouvent disposés, parallèlement à lui, des petits paquets de cellules sarcomateuses en forme de fuseaux qui font irruption dans le chorion sur quelques points ; en d'autres points ces paquets de fibres du chorion se mêlent aux éléments de la tumeur.

Les papilles que nous avons signalées sont riches en glandes sébacées et sudoripares.

La coque de ce kyste a 1 millimètre d'épaisseur et relie la tumeur sarcomateuse à l'ovaire qui est riche en follicules de diverses grosseurs.

De l'examen de la tumeur il résulte très nettement que ce sarcome fuso-cellulaire ne provenait pas de l'ovaire, mais que semblable aux sarcomes de la peau qui prennent leur origine dans le chorion ou le tissu cellulaire spontané, il provenait du tissu conjonctif du kyste dermoïde.

Obs. XXXI. — M. Busse. — Communication à la Société médicale de Creifswald. — *Dégénérescence sarcomateuse d'un kyste dermoïde de l'ovaire.*

Femme de 68 ans, chez laquelle on avait constaté, 22 ans auparavant, une tumeur du petit bassin qu'à ce moment on avait prise pour un fibromyome. La malade n'a pas voulu se faire opérer et a gardé sa tumeur. Il y a 18 mois, la tumeur se mit à augmenter rapidement de volume, et lorsque la malade entra à l'hôpital, l'opération n'était plus possible. Mort dans la cachexie.

A l'autopsie, on trouva le petit bassin rempli par une tumeure mollasse. Les uretères étaient dilatés, les reins atteints d'hydronéphrose. La vessie et la paroi antérieure de l'utérus étaient intactes, mais les parois postérieures de l'utérus et du vagin étaient envahies par la tumeur. En arrière de l'utérus se trouvait une production calcifiée des dimensions d'une orange dont la cavité renfermait des cheveux et était remplie d'une bouillie muqueuse. La paroi calcifiée du kyste n'était pas envahie par la tumeur et le kyste lui-même paraissait se trouver en rapport avec l'ovaire droit.

La tumeur du petit bassin s'était probablement développée, non pas aux dépens du kyste lui-même dont les parois étaient intactes, mais aux dépens d'un reste de l'ovaire. Histologiquement la tumeur qui remplissait le petit bassin était un sarcome à petites cellules rondes.

Obs. XXXII. — Flaischen. — Zeitschrift für geburst und gynækologie, 1889. — *Kystes mucoïdes et dermoïdes accolés. — Dégénérescence endothélio-sarcomateuse. — Pas de généralisation.*

Femme ayant eu 2 enfants. Avortement il y a un an et ensuite pertes sanguines ayant duré douze semaines. Depuis ce temps elle souffre de pertes sanguines irrégulières. Dans ces derniers temps la patiente était devenue très malade.

Utérus repoussé à droite et en arrière. A droite et couchée sur lui, une tumeur. A gauche, trois tumenrs en dessus l'une de l'autre ; l'inférieure, grosse comme le poing, est située dans le petit bassin.

Le 8 janvier l'ovariotomie permet de voir qu'il s'agit d'un kyste multiloculaire dont une des cavités kystiques avait tous les caractères d'un kyste dermoïde. Cette tumeur est compliquée par une dégénérescence sarcomateuse diffuse qui a envahi les parois de ces kystes.

Examen microscopique. — A un pédicule assez large se trouve appendu un kyste de la grosseur d'une pomme muni de parois épaisses. Celui-ci se montre rempli par un contenu solide, analogue à du suif avec des cheveux feutrés et a tous les caractères d'un kyste dermoïde.

Après avoir enlevé le contenu, on examine les parois du kyste ; celles-ci sont très ridées et présentent quelques élevures portant des cheveux d'une couleur foncée.

Séparés de ce kyste dermoïde, par une puissante cloison, se trouvent quatre kystes plus gros ayant un contenu filant. Pendant que les cloisons extérieures de ces formations kystiques sont, en général, assez minces, les cloisons de séparation ont une épaisseur surprenante. Au milieu environ de la cloison de liaison indiquée plus haut, nous trouvons des nodosités de la grosseur d'une noix peu proéminente. A côté de ces formations se trouve la tumeur qui consiste en un kyste de la grosseur d'une pomme.

A la surface du kyste, qui a tous les caractères d'un kyste dermoïde, avec un épithélium pavimenteux, des glandes sébacées et des parcelles osseuses, se trouvent des nodosités qui, à la longue, apparaissent d'emblée comme des noyaux de tumeur maligne.

L'examen microscopique montra que l'on avait affaire à cette variété de tumeurs appelé sarco-endothéliome, ayant pour point de départ les capillaires sanguins ou lymphatiques ; les cellules sarcomateuses ont envahi les parois des divers kystes et, en particulier, celle du kyste dermoïde.

Les noyaux les plus volumineux se trouvent surtout dans la cloison séparant le kyste dermoïde des autres kystes.

L'épithélium de la paroi interne des gros kystes était presque partout envahi par les cellules sarcomateuses.

CONCLUSIONS

I. — Les kystes dermoïdes de l'ovaire ont une structure plus complexe que celle des kystes dermoïdes des autres régions du corps ; ils renferment les dérivés des trois feuillets du blastoderme. Ce sont des tumeurs *tridermiques,* dans lesquelles il est possible de découvrir les éléments d'un organisme embryonnaire, dont la partie céphalique surtout serait arrivée à un certain développement. Ces conceptions nouvelles méritent d'attirer l'attention des anatomo-pathologistes et, pour notre part, dans le cas unique qu'il nous a été donné d'observer, nous n'avons rien trouvé qui puisse infirmer d'une manière absolue cette manière de voir.

II. — Les kystes dermoïdes de l'ovaire peuvent subir la dégénérescence maligne, alors que ceux des autres régions du corps ne semblent pas y être sujets.

III. — On rencontre quatre variétés de dégénérescence. La dégénérescence *épithéliomateuse* à point de départ dans les cellules du corps muqueux de Malpighi ; la dégénérescence *sarcomateuse* qui prend naissance dans le tissu conjonctif du kyste ; la forme *carcinomateuse* d'origine glandulaire ; la dégénérescence *endothéliomateuse* qui se développe aux dépens de l'endothélium des vaisseaux nourriciers.

IV. — La généralisation de ces tumeurs se fait presque

toujours sur place par contiguïté. L'infection à distance par la voie lymphatique ou sanguine est l'exception.

V. — Le pronostic sera réservé et pourra varier avec la variété à laquelle on aura affaire.

VI. — Quand la dégénérescence est encore limitée aux parois du kyste, il n'y a guère de diagnostic possible, on ne peut porter que celui de kyste dermoïde.

VII. — Tout kyste dermoïde reconnu doit être opéré hâtivement, à moins que l'opération ne puisse être complète et devenir alors peut-être nuisible.

INDEX BIBLIOGRAPHIQUE

BABINSKY. — *Bulletin de la Société anatomique*, 1883.
BARD. — Traité d'anatomie pathologique.
— Spécificité cellulaire (*Congrès de chirurgie*, 1894).
— *Lyon médical*, 1888.
— *Archives de physiologie*, 1885.
BIERMANN. — *Prague médical Woch.*, 1885.
BONNET et PETIT. — Traité de gynécologie.
BROCA. — Traité des tumeurs, 1869, t. II.
BUSSE. — *Société médicale de Greifswald.*
CAZENAVE. — Des tumeurs papillaires de l'ovaire avec métastase péritonéale. *Thèse*, Paris, 1895.
CHAVANNAZ. — *Société d'obstétrique de Bordeaux*, 1897.
COHN. — *Zeitschrift für geburst und Gynækologie*, XII.
CORNIL. — *Bulletin de la Société anatomique*, 1883.
— *Journal des connaissances médicales*, 1893.
CORNIL et RANVIER. — Anatomie pathologique.
COURTY. — Traité des maladies de l'ovaire, 1875.
COUSIN. — *Thèse*, Paris, 1877.
CRUVEILHIER. — Anatomie pathologique, 1856, t. III.
LE DENTU et DELBET. — Néoplasmes, in *Traité de chirurgie*, t. I.
DERIEN. — *Thèse*, Paris.
DOR et BERARD. — *Gazette hebdom. de Paris*. 1896.
ECKARDT. — *Zeitschrift für geburst und Gynækologie*, 1889.
EWALD. — *Wien. klin. W.*, 1897, n° 10.
FAGUET. — *Mercredi médical*, 1895, n° 7.
FLAISCHEN. — *Zeitschrift für geburst und Gynækologie*, 1882.
FRÆNKEL. — *Wiener medical Woch.*, XXIII, 1883.
HANKS. — *American Journal of obstetr.*, 1891, t. XXIV, p. 941.
HESCHL. — *Prager Viertel Iahrschrift*, 1860.
HIMMELFARB. — *Centralblatt für Gynækologie*, 1881.
JULHIET. — *Thèse*, Lyon, 1895.
KRUKENBERG. — *Archives für Gynækologie*, 1887.

LABADIE-LAGRAVE et LEGUEU. — Traité médico-chirurgicale de Gynécologie, 1898.
LANNELONGUE et ACHARD. — Traité des kystes congénitaux. Paris, 1886.
LAWSON-TAIT. — Traité des maladies des femmes, 1891.
LEBLANC. — *Société anatomique de Paris,* 1896.
LEROY. — *Bulletin de la Société anatomique,* 1856.
LESOURD. — *Thèse,* Paris, 1893.
LÉOPOLD. — *Cent. f. Gyn.,* 1886, p. 30.
MARTIN. — Die Krankeiten der Eierstocke, 1899.
MASSON. — *Thèse,* Lyon, 1896-97. Dégénérescence maligne des kystes dermoïdes de l'ovaire.
MERMET. — *Socité anatomique de Paris,* 1896.
MUNCH. — *Semaine médicale,* 1899, n° 38.
NEUMANN. — *Presse médicale,* 1899. Sur un cas de dégénérescence maligne d'un kyste dermoïde.
PILLIET. — Dégénérescence cancéreuse d'un kyste dermoïde de l'ovaire. *Société anatomique de Paris,* 1893.
— *Revue de chirurgie,* 1887.
POMMIER. — *Thèse,* Strasbourg, 1864.
POMORSKY. *Centralblatt für Gynœkologie,* 1889.
POTTIEN. — *Dissertation inaugurale.* Iéna, 1887.
POUPINEL. — De la généralisation des kystes et tumeurs épithéliales de l'ovaire. *Thèse,* Paris, 1886.
POZZI. — Traité de gynécologie, 2e édition 1897.
RECLUS. — Cliniques chirurgicales de la Pitié. Paris, 1894.
SEBILEAU. — Les épanchements du péritoine dans les tumeurs de l'appareil génital interne de la femme. *Thèse,* Paris, 1889.
SEGOND. — Articles du *Grand traité de chirurgie.*
SCHRŒDER. — *Berliner klinisch Wochenschrift,* 1879.
SOULIGOUX. — *Bulletin de la Société anatomique,* 1892.
SPENCER WELLS. — Traité des tumeurs abdominales. Traduction française, 1896.
TAUFFER. — *Archiv. Virchow,* 1895.
THUMAN et EWALD. — *Semaine médicale,* 1897.
UNVERRICHT. — *Breslauer aertzliche Zeitschrift,* 1879.
VIRCHOW. — *Archives,* t. LXXV.
WEITZEL. — Du tératome de l'ovaire. *Thèse,* Giessen, 1897.
WILMS. — Dermoïd Cysten und Teratome. Article du *Traité de Martin,* 1899.
YAMAGIWA. — Sur 2 cas de dermoïde de l'ovaire, *Archiv. Virchow,* CXLVII.

CHARTRES. — IMPRIMERIE DURAND, RUE FULBERT.

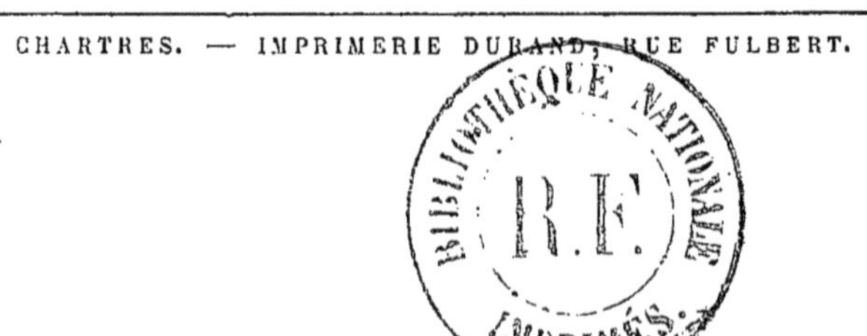

www.ingramcontent.com/pod-product-compliance
Ingram Content Group UK Ltd.
Pitfield, Milton Keynes, MK11 3LW, UK
UKHW012054240726
13965UKWH00003B/1293